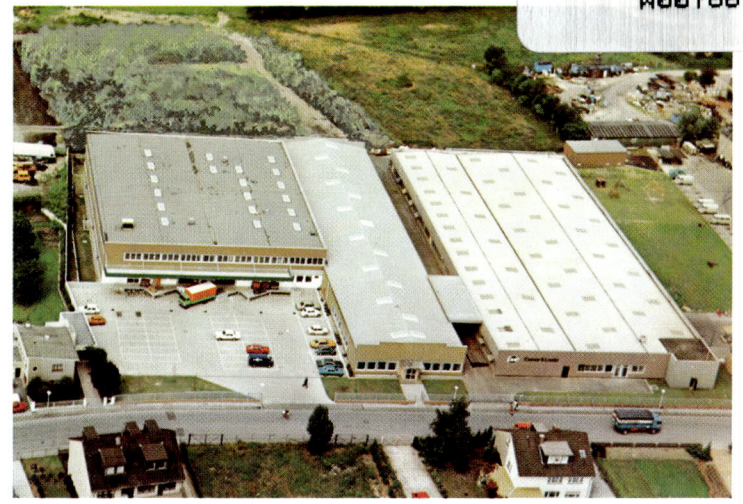

Uralt wie das Menschengeschlecht
ist die Benutzung der Heilpflanzen
Tschirch

Sachkunde und schonende Aufbereitung
der Heilkräuter sind die Garantie
für optimale Wirkung, deshalb
Caelo -Drogen aus der Apotheke,
der Qualität wegen.

Mit freundlicher Empfehlung

Caelo – Hilden

Dieses Buch
enthält eine Auswahl der wertvollsten Heilpflanzen, deren Heilwirkung wissenschaftlich
erwiesen ist. Dazu gehören 40 der besten einheimischen Heilpflanzen von der Arnika bis
zum Wermut und über 20 ausländische Heilpflanzen mit hochwirksamen Inhaltsstoffen
von Aloe bis zur Teufelskralle.
Apotheker Pahlow, Deutschlands führender
Heilpflanzen-Experte, erklärt laienverständ-
lich, wie man diese Heilpflanzen richtig sammelt, aufbereitet und bei Erkältungen, Magenverstimmungen und anderen Beschwerden gezielt einsetzt. Der Autor beschreibt die
richtige Anwendung von Tees, Tinkturen,
Salben, Ölen und er gibt Ratschläge für das
Einrichten einer Heilpflanzen-Hausapotheke.
Medizinische Erkenntnis statt Volksglaube
und fundierter fachmännischer Rat anstelle
von fragwürdigen Heilmethoden − das macht
dieses neue Heilpflanzenbuch zu einem un-
entbehrlichen Ratgeber für alle, die Heilmittel aus der Natur für ihre Gesundheit nutzen
wollen.

Mannfried Pahlow
1926 in Martinshagen (Pommern) geboren,
studierte in Braunschweig Pharmazie. Nach
dem Staatsexamen arbeitete er als Stadt- und
Landapotheker und ist heute Inhaber einer
Apotheke in Bogen an der Donau. Apotheker
Pahlow ist Verfasser von Fachbüchern für
Apothekerpraktikanten und von populären
Heilpflanzen-Büchern (unter anderen »Das
große Buch der Heilpflanzen«). Er ist Mit-
glied der Gesellschaft für Phytotherapie. 1963
wurde ihm von der Deutschen Pharmazeutischen Gesellschaft die Sertürner-Medaille
verliehen.

Apotheker Mannfried Pahlow

Meine Heilpflanzen Hausapotheke

Die besten Heilpflanzen
richtig zubereiten und gezielt anwenden
Mit Tips für Sammler

Gräfe und Unzer

CIP-Kurztitelaufnahme der Deutschen Bibliothek

Pahlow, Mannfried:
Meine Heilpflanzen-Hausapotheke: d. besten
Heilpflanzen richtig zubereiten u. gezielt anwenden;
mit Tips für Sammler / Mannfried Pahlow. –
München: Gräfe und Unzer, 1984.
(Naturgemäß heilen)
ISBN 3-7742-4229-1

1. Auflage 1984
© Gräfe und Unzer GmbH, München

Redaktionsleitung: Hans Scherz
Lektorat: Doris Schimmelpfennig-Funke
Umschlagfoto: Pete A. Eising
Zeichnungen: Adolf Neuhofer
Umschlaggestaltung: Heinz Kraxenberger
Gesamtherstellung: Druckerei Ludwig Auer

ISBN 3-7742-4229-1

Inhalt

Ein Wort zuvor

Immer mehr Menschen möchten heute ihre Beschwerden mit Hilfe von Heilpflanzen lindern oder heilen. Eine gut sortierte Heilpflanzen-Hausapotheke trägt diesem verständlichen Wunsch am ehesten Rechnung. Aber sie muß – um wirklich hilfreich zu sein – die richtigen Heilpflanzen-Zubereitungen enthalten, jene Tees, Salben, Tinkturen und Öle, die den Bedürfnissen der ganzen Familie gerecht werden. Mit diesem Buch möchte ich Ihnen helfen, die richtige Auswahl zu treffen.

Dieser Ratgeber enthält die *wirksamsten einheimischen und ausländischen Heilpflanzen,* deren Heilwirkung – seit Jahrhunderten bekannt – durch die moderne Heilpflanzenforschung weitgehend bestätigt wurde. Dazu gehören einmal jene, die der ganzen Familie schnell und sicher helfen bei Husten, Halsentzündung, Bronchitis, bei Übelkeit, Erbrechen und Durchfall, Galle- und Leber-, Blasen- und Nierenbeschwerden, Nervosität und Schlafstörungen. Zum anderen Heilpflanzen, mit denen man eine ärztliche Therapie bei chronischen Krankheiten wie Rheuma oder Asthma auf sinnvolle Weise unterstützen kann.

Heilpflanzen, diese wertvollen natürlichen Heilmittel, können ihre Heilwirkung nur entfalten, wenn sie gezielt eingesetzt, richtig zubereitet und angemessen dosiert werden. *Anleitungen zur Anwendung* der einheimischen Heilpflanzen finden Sie in den ausführlichen Steckbriefen. Die interessantesten und wirksamsten ausländischen Heilpflanzen sind in Kurzbeschreibungen vorgestellt. Ich habe angegeben, in welchen Zubereitungen sie im Handel sind, und ausgeführt, welche einheimischen Heilpflanzen von der jeweils beschriebenen ausländischen in der Wirkung ergänzt oder verstärkt werden.

Grundsätzliches über Teerezepte und -zubereitung, über die vielfältigen *Anwendungsmöglichkeiten* und die *richtige Aufbewahrung* von Heilpflanzen ist im folgenden Kapitel erläutert. Meine Empfehlungen für die Grundausstattung einer Heilpflanzen-Hausapotheke mit den wichtigsten Tees, die man immer zur Hand haben sollte, habe ich Ihnen in einer Tabelle zusammengestellt.

Den Sammlern unter Ihnen helfen Pflanzenbeschreibung und -zeichnung sowie Sammeltips bei der Bestimmung der Heilpflanze und der Aufbereitung zur Teedroge. Wenn Sie sich mit Heilpflanzen – trotz der botanischen Beschreibung – nicht genau auskennen, sollten Sie Ihren Vorrat in der Apotheke kaufen. Unsere wildwachsenden Kräuter sind zu wertvoll, um unüberlegt ausgerissen und später weggeworfen zu werden.

Die wichtigsten *Pflanzeninhaltsstoffe und ihre Wirkung* sind in einem abschließenden Kapitel verständlich dargestellt. Mit Hilfe des ausführlichen Sachregisters finden Sie schnell zu Beschwerden, Krankheiten und Anwendungen.

Von vielen Heilpflanzen gibt es galenische Zubereitungen wie Tinkturen, Säfte, Öle, Weine – ich habe sie jeweils angegeben. Meine Anleitung für die Behandlung mit Heilpflanzen jedoch ist bewußt auf eine Tee-Therapie abgestellt, weil ich der Meinung bin, daß ein Tee die natürlichste und auch einfachste Heilpflanzen-Anwendung ist. Wenn Sie sich beim Einsatz der Tees und bei der Dosierung an meine Empfehlungen halten, können Sie für Ihre Gesundheit und Ihr Wohlbefinden viel tun. Patienten, die in ärztlicher Behandlung stehen und eine ärztliche Therapie mit Heilpflanzen unterstützen wollen, bitte ich, die Anwendung der ausgewählten Heilpflanze mit dem Arzt zu besprechen. Ärzte begrüßen in der Regel Anregungen und Initiativen ihrer Patienten.

Mannfried Pahlow

Naturheilmittel fürs ganze Jahr

Was Sie über Heilpflanzen wissen müssen

Die einheimischen Heilpflanzen werden vorgestellt in alphabetischer Reihenfolge nach den deutschen Bezeichnungen der Stammpflanze. Volkstümliche Namen folgen. Anschließend sind der botanische Name der Heilpflanze und der Familienname genannt sowie die pharmazeutische Drogenbezeichnung nach den gültigen Regeln. Da auch sie noch gebraucht wird, steht die ältere Drogenbezeichnung in Klammern dahinter. Unter dem Stichwort Im Handel erhältlich wird entsprechend verfahren. Abkürzungen wie *L.* = *Linné* oder Namen wie *Moench* gehören zum Namen der Pflanze, sie dienen ihrer wissenschaftlichen Einordnung und sind vor allem für Botaniker von Interesse.

Die Wirkstoffe einer Heilpflanze sind nicht gleichmäßig über die ganze Pflanze verteilt; es wird jener Teil arzneilich genutzt, der den größten Wirkstoffgehalt besitzt. Symbole neben den Heilpflanzennamen lassen auf den ersten Blick erkennen, um welchen Pflanzenteil es sich jeweils handelt:

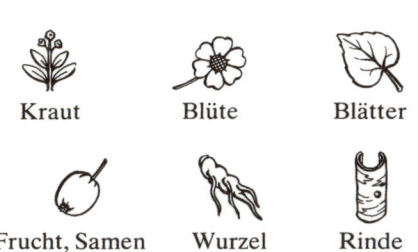

| Kraut | Blüte | Blätter |

| Frucht, Samen | Wurzel | Rinde |

In den Tips für Sammler ist angegeben, welcher Pflanzenteil zu ernten ist und wie das Sammelgut zur Teedroge aufbereitet wird. Auch die pharmazeutische Drogenbezeichnung sagt aus, was von einer Pflanze genutzt wird; es bedeutet:

Flos (Flores)	=	Blüte(n); die Blüte(n) oder die Blütenstände
Folium (Folia)	=	Blatt (Blätter); die jüngeren Blätter der Pflanze
Herba	=	Kraut; die oberirdischen Teile, soweit sie nicht verholzt sind
Radix	=	Wurzel
Rhizoma	=	Wurzelstock; oft mit den anhängenden Faserwurzeln
Fructus	=	Frucht; die ganzen Früchte der Pflanze
Semen	=	Samen; die Samen der Pflanze
Cortex	=	Rinde; die von Bäumen oder Sträuchern geschälte Rinde (auch Wurzelrinde)

Teerezepte habe ich so angegeben, wie sie auch der Arzt verordnet, allerdings unter Verwendung der deutschen Drogennamen. Es bedeutet *āā (ana) zu gleichen Teilen, ad 50,0* beispielsweise, daß die *Teemischung 50 Gramm* wiegen soll. Ein Beispiel:

> Primelwurzel 20,0
> Anisfrüchte
> Fenchelfrüchte
> Huflattichblätter āā ad 50,0

Das bedeutet: Primelwurzel 20 Gramm, Anisfrüchte, Fenchelfrüchte und Huflattichblätter je 10 Gramm; die fertige Teemischung wiegt 50 Gramm.

In den Kurzbeschreibungen der ausländischen Heilpflanzen finden Sie alles Wissenswerte über deren Verwendung. Außerdem ist unter dem Stichwort Ergänzt oder verstärkt angegeben, mit welchen einheimischen Heilpflanzen Sie die vorgestellte Droge mischen können (10 bis 20 Volumenprozent als Beigabe). Von den ausländischen Heilpflanzen, die bei uns nicht als Tee genutzt werden, können galenische Zubereitungen – Säfte, Weine, Tinkturen, Öle (Apotheke) – in die Hausapotheke aufgenommen werden.

Richtige Tee-Zubereitung

Jedes Heilmittel ist nur dann optimal wirksam, wenn es gezielt angewendet, richtig dosiert und regelmäßig eingenommen wird. Bei Heilpflanzen ist die richtige Tee-Zubereitung von ausschlaggebender Bedeutung. Es macht einen Unterschied, ob die Teekräuter mit kaltem oder mit kochendem Wasser übergossen werden; auch die Angaben für die Dauer des Auszugs – sie hängen weitgehend von der Beschaffenheit der Droge ab – müssen beachtet werden. Selbst Hinweise auf Trinktemperatur, Art des Teetrinkens (ob schluckweise oder über den Tag verteilt) sowie Wahl des Süßmittels müssen Sie berücksichtigen. Alles zusammen erst macht den Erfolg einer Tee-Therapie aus.

Innerliche und äußerliche Anwendungen

Neben der *innerlichen Anwendung,* dem Teetrinken, steht die *äußerliche Anwendung* des (ungesüßten) Tees: zum Gurgeln, Spülen von Mund und Augen, zu Inhalationen und Dampfbädern, für Verbände und Umschläge, zu Teil- und Vollbädern, für Waschungen und als Kräutersäckchen. In den Steckbriefen finden Sie Teerezepte und Dosierungsvorschriften für alle Anwendungen; hier das Grundsätzliche über äußerliche Anwendungen:

Gurgeln, Mundspülen und *Einreiben* – diese Anwendungen müssen lange genug durchgeführt werden. Die Gurgelzeit (abzüglich der notwendigen Unterbrechungen) soll mindestens eine Minute betragen, das Mundspülen etwa 5 Minuten dauern, das Zahnfleisch sollten Sie 5 bis 7 Minuten massieren.
Bei *Augenwaschungen* wird das Auge mit einem teegetränkten Wattebausch oder Mulläppchen von außen nach innen, also von der

Schläfe zur Nase hin, 3 Minuten lang ausgewaschen. Zur *Augenspülung* – der Tee kann mit der gleichen Menge Wasser verdünnt werden – verwenden Sie am besten eine Augenbadewanne (Apotheke): Die mit dem Tee gefüllte Wanne ans Auge drücken, den Kopf langsam nach hinten neigen, das Auge in der Flüssigkeit öffnen und ein wenig hin und her bewegen. Beide Behandlungen sind 3 bis 5 Minuten lang durchzuführen.

Für *feuchte Verbände* oder *Wundumschläge* tränken Sie einen Wattebausch oder Mulltupfer mit Tee, drücken leicht aus und bedecken damit die zu behandelnde Stelle. Der feuchte Verband bleibt so lange liegen, bis er trocken ist. Möchte man ihn länger feucht halten, kann man ihn mehrmals nachfeuchten. Der Wundumschlag bleibt einige Stunden liegen.

Inhalationen und *Dampfbäder* sind einfach durchzuführen. Bei der Inhalation atmen Sie, Kopf und Gefäß mit einem Tuch abgedeckt, die Kräuterdämpfe langsam und tief durch Mund und/oder Nase ein. Bei den Dampfbädern lassen Sie die Dämpfe jeweils auf die Haut einwirken. Steigen keine Dämpfe mehr auf, muß der Ansatz noch einmal erhitzt werden. Beide Anwendungen sollen 5 bis 10 Minuten dauern.

Für *Teilbäder* bereiten Sie sich den Tee nach Vorschrift und baden darin die erkrankten Körperteile bei mäßiger Temperatur (35 bis 40 Grad C) etwa 10 Minuten lang.

Vollbäder mit Drogenauszügen machen Sie bei Temperaturen zwischen 35 und 39 Grad C; Dauer 10 bis 15 Minuten. Anschließende Bettruhe ist zu empfehlen; Bettwärme verstärkt die Wirkung des Bades. In der Apotheke bekommen Sie medizinische Badeextrakte auf pflanzlicher Basis. Es ist einfacher, die Extrakte zu verwenden, als sich den Kräuterauszug für ein Vollbad selber zu bereiten. Ich habe jedoch dort, wo ein Vollbad empfehlenswert ist, Anleitung für die Selbstherstellung gegeben.

Für *Waschungen* tauchen Sie ein Tuch oder Mulläppchen in warmen Tee und waschen unter kreisenden Bewegungen die kranken Hautstellen. Krusten aus Blut, Sekret oder Eiter müssen, bevor man sie entfernen kann, zunächst aufgeweicht werden; dazu drücken Sie das mit Tee getränkte Mulläppchen mehrmals auf die verkrusteten Stellen und beginnen erst nach 10 Minuten mit der Reinigung. Mit Hilfe von *Kräutersäckchen,* die sehr warm bis heiß aufgelegt werden (die Temperatur richtet sich nach der Verträglichkeit), kann man Geschwülste erweichen, reifen lassen oder zerteilen und Schmerzen lindern. Die Teedroge wird in ein kleines Leinensäckchen gefüllt, das 5 Minuten in kochendheißes Wasser gehängt wird; abgetropft und etwas abgekühlt wird es auf die erkrankte Stelle gelegt.

So werden Teedrogen aufbewahrt

Bevor Sie sich eine größere Drogenmenge anschaffen, sollten Sie den Tee Ihrer Wahl ausprobieren. Vertragen Sie ihn gut und hilft er Ihnen, hat zudem Ihr Arzt nichts gegen seine Anwendung einzuwenden, sollten Sie sich einen Vorrat anlegen. Teedrogen gegen akute Beschwerden kaufen Sie in einer Menge von 50 bis 100 Gramm, Teedrogen für Kuren in einer Menge von 200 Gramm; so ist garantiert, daß die Teedroge stets frisch ist. Zur Aufbewahrung der Tees eignen sich gut schließende Wellblechdosen am besten, Sie können jedoch auch getönte Plastikgefäße mit Schraubverschluß verwenden. Wie selbstgesammelte Heilpflanzen zu Teedrogen aufbereitet werden, ist in den Steckbriefen beschrieben. Tees aus der Apotheke müssen zu Hause in Vorratsgefäße umgefüllt werden. Sowohl außen auf dem Gefäß – auf einem weißen Haftetikett – als auch innen muß der Inhalt angegeben werden. Es ist empfehlenswert, auf dem Zettel im Gefäß auch zu vermerken, wann die Teedroge gekauft wurde, bei welchem Familienmitglied beispielsweise der Tee gegen welche Beschwerden wirksam ist, außerdem Zubereitung und Dosierung. Das erspart Ihnen Zeit, wenn Sie ihn schnell zubereiten möchten.

In der Tabelle *Die Heilpflanzen-Hausapotheke* sind die Teedrogen zusammengestellt, die Sie in Ihre Hausapotheke aufnehmen sollten. Mit der Zeit wird Ihr Apotheken-Schränkchen bedarfsgerecht sortiert sein – es wird alle jene Tees, auch Salben, Tinkturen oder Öle enthalten, mit denen Sie immer schnell und sicher helfen können.

Die Heilpflanzen-Hausapotheke

Heilpflanze (Tee)	Hilft bei
Bärentraube (Blätter) 75 Gramm	Nieren- und Blasenbeschwerden; zur Desinfektion der ableitenden Harnwege.
Blutwurz (Wurzel) 75 Gramm	Durchfällen verschiedener Ursache; bei Entzündungen am Zahnfleisch, in Mund, Hals und Rachen, als Spül- und Gurgelmittel.
Eichenrinde 100 Gramm	akuten und chronischen Frostschäden, Hämorrhoiden; Durchfällen; schlecht heilenden Wunden.
Heidelbeere (getrocknete Früchte) 75 Gramm	Durchfällen verschiedener Ursache; besonders für Kinder geeignet bei Entzündungen am Zahnfleisch, in Mund, Hals und Rachen als Spül- und Gurgelmittel.
Huflattich (Blätter) 50 Gramm	Husten, Reizhusten, Verschleimung, Asthma, Staublunge, Lungenemphysem.
Kamille (Blüten) 50 Gramm	akuten und chronischen Magen- und Darmbeschwerden, Magengeschwüren; bei Entzündungen am Zahnfleisch, in Mund, Hals und Rachen als Spül- und Gurgelmittel; für Inhalationen, Dampf- und Sitzbäder, zur Wundbehandlung.
Linde (Blüten) 50 Gramm	Erkältungskrankheiten verschiedenster Art (besonders zur Vorbeugung), bei Infektionskrankheiten; als Schwitztee.
Melisse (Blätter) 50 Gramm	nervöser Unruhe, nervösen Herzbeschwerden, nervösen Verdauungsbeschwerden (Magen); Erkältungskrankheiten.
Pfefferminze (Blätter) 50 Gramm	Übelkeit, Erbrechen, Magen-, Darm-, Galle- und Leberbeschwerden.
Tausendgüldenkraut (Kraut) 50 Gramm	Appetitlosigkeit, Magen- und Darmbeschwerden durch mangelnde Saftproduktion; bei unruhiger Steingalle.
Thymian (Kraut) 50 Gramm	Husten, Krampfhusten (auch Keuchhusten), Bronchitis; Magen- und Darmbeschwerden.
Weißdorn (Blüten und Blätter) 50 Gramm	Hetze, Herzschwäche, Überanstrengung; Altersbeschwerden.

Die Heilpflanzen-Hausapotheke

Zubereitung	Dosierung
1 gehäufter Teelöffel Blätter pro Tasse mit kaltem Wasser ansetzen, nach 8 bis 12 Stunden abseihen, trinkwarm erhitzen.	3- bis 5mal täglich 1 Tasse Tee trinken, der jeweils 1 große Messerspitze voll Natron beigegeben wird.
2 Teelöffel Wurzeln pro Tasse mit kaltem Wasser übergießen, zum Sieden erhitzen, etwa 15 Minuten kochen, abseihen.	Innerlich: 2 bis 3 Tassen Tee pro Tag; zum Gurgeln und Spülen 3- bis 5mal täglich anwenden.
2 Teelöffel voll Rinde mit $1/4$ Liter Wasser übergießen, zum Sieden erhitzen, 3 bis 5 Minuten lang kochen, abseihen.	Innerlich: 1 bis 2 Tassen Tee pro Tag. Äußerlich: Für Umschläge lauwarm verwenden; Teilbäder ($\rightarrow$ Seite 9) täglich 1mal anwenden.
3 gehäufte Eßlöffel getrocknete Heidelbeeren pro $1/2$ Liter; mit kaltem Wasser übergießen, zum Sieden erhitzen, etwa 10 Minuten kochen, abseihen.	Säuglinge mehrmals täglich 1 bis 2 Teelöffel voll, Kinder und Erwachsene 1 bis 2 Eßlöffel voll; zum Gurgeln und Spülen 2 Eßlöffel für $1/2$ Glas Wasser, 3- bis 5mal täglich.
2 Teelöffel Blätter pro Tasse mit siedendem Wasser übergießen, 10 Minuten ziehen lassen, abseihen.	3mal täglich 1 Tasse Tee trinken, mit Honig süßen.
1 bis 2 Teelöffel Blüten pro Tasse mit sprudelndem Wasser übergießen, 10 Minuten ziehen lassen, abseihen. Zubereitung für Inhalationen und Dampfbäder $\rightarrow$ Seite 10.	3mal täglich 1 Tasse Tee trinken; zum Gurgeln mehrmals täglich anwenden, Inhalationen, Dampf- und Sitzbäder 2mal täglich. Rollkur bei Magenschleimhautentzündung 2mal täglich ($\rightarrow$ Seite 39).
1 gehäufter Teelöffel Blüten pro Tasse mit kochendem Wasser übergießen, 10 Minuten ziehen lassen, abseihen. Als Schwitztee die doppelte Menge Lindenblüten.	Bei Erkältungen 2- bis 3mal täglich 1 Tasse Tee, mit Honig gesüßt, trinken, als Schwitztee bei Bedarf 2 Tassen Tee sehr heiß trinken.
1 bis 2 Teelöffel Blätter pro Tasse mit kochendem Wasser übergießen, 10 Minuten ziehen lassen, abseihen.	Bei Bedarf oder 3mal täglich 1 Tasse Tee (auch am Abend als Einschlafhilfe) trinken.
Wie bei Melisse angegeben.	Bei Bedarf oder 3mal täglich 1 Tasse Tee trinken.
1 Teelöffel Kraut pro Tasse mit kaltem Wasser ansetzen, 5 Stunden ziehen lassen, abseihen, trinkwarm erhitzen.	Bei Bedarf 1 Tasse Tee gut warm und schluckweise trinken. Gegen Appetitlosigkeit $1/2$ Stunde vor den Mahlzeiten einige Schluck.
1 Teelöffel Kraut pro Tasse mit kaltem Wasser übergießen, zugedeckt zum Sieden erhitzen, abseihen.	3mal täglich 1 Tasse Tee mit Honig gesüßt trinken. Bei Magen- und Darmbeschwerden nicht süßen.
1 bis 2 Teelöffel pro Tasse mit kochendem Wasser übergießen, 10 Minuten ausziehen.	2- bis 3mal täglich eine Tasse Tee trinken.

Die besten einheimischen Heilpflanzen

Ackerschachtelhalm

Zinnkraut, Katzenschwanz
Equisetum arvense L. – Equisetaceae
Equiseti herba (Herba Equiseti) = Schachtelhalmkraut

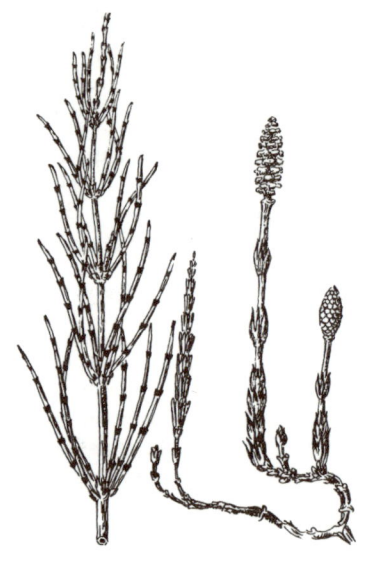

Hilft bei: Gestörter Harnausscheidung, allgemeiner Bindegewebsschwäche, chronischem Husten und bei Stoffwechselleiden (Rheuma). Äußerlich als Bad (Kieselsäurebad) oder Umschlag bei Durchblutungsstörungen, Frostbeulen und Schwellungen nach Knochenbrüchen.

Pflanzensteckbrief: Im Frühjahr finden wir den Ackerschachtelhalm an Gräben, Böschungen, auf feuchten, lehmigen Sandböden, auf Ödland, Schuttplätzen und am Wiesenrand. Von einem dünnen Wurzelstock ausgehend, treibt er im Frühjahr zuerst die hellbraunen Sporentriebe mit endständiger Sporenähre. Der unfruchtbare grüne Trieb erscheint einige Wochen später; er besteht aus einem Stengel, der 20 bis 30 cm hoch werden kann und in Quirlen angeordnete Seitenäste trägt. Diese grünen Triebe sind die Droge.

Tips für Sammler: Im Frühsommer werden die grünen Sommertriebe geerntet: Sie werden kurz über dem Erdboden abgeschnitten und gebündelt an einem luftigen Ort zum Trocknen aufgehängt.

Im Altertum nutzte man den Schachtelhalm als blutstillendes Mittel, im Mittelalter verwendete man ihn bei Husten, Gicht, Ruhr und Steinleiden. Nachdem er als Heilpflanze in Vergessenheit geraten war – die grünen Sommerwedel wurden nur noch als »Zinnkraut« zum Putzen des kostbaren Zinngeschirrs geschätzt –, entdeckte Sebastian Kneipp den Schachtelhalm neu. Er wurde als leicht harntreibend, gegen Rheuma und Gicht, als Auflage auf schlecht heilende Wunden, zum Gurgeln, zum Mundspülen und als Badezusatz empfohlen.

Inhaltsstoffe und ihre Wirkung: Bei der wissenschaftlichen Erforschung der Inhaltsstoffe wurden im Schachtelhalm bis zu 10% Kieselsäure, Flavone und ein Saponin gefunden. Die Flavone wirken im Zusammenspiel mit dem Saponin leicht diuretisch (harntreibend). Deshalb ist der Schachtelhalm zu Recht Bestandteil vieler Blasen- und Nierentees.

Wichtiger als der harntreibende Effekt ist die wohltuende Wirkung des Schachtelhalms auf das Bindegewebe – als Tee oder als Badezusatz. Das bewirkt vor allem die Kieselsäure, die bei der Teezubereitung zu einem großen Teil in Lösung geht. Aber erst durch das Zusammenspiel der drei erwähnten Stoffe ist die Wirkung optimal.

In den folgenden Fällen kann Schachtelhalm mit großem Erfolg angewandt werden: zu Bädern, die den Stoffwechsel der Haut anregen und dadurch Durchblutungsstörungen, Schwellungen nach Knochenbrüchen, Frostbeulen und Beingeschwüre (offene Beine) günstig beeinflussen. Da auch die meisten rheumatischen Erkrankungen und die Gicht Stoffwechselleiden sind, und die lösliche Kieselsäure beim Baden teilweise vom Körper aufgenommen (resorbiert) wird, wirken Schachtelhalmbäder auch hier lindernd.

So wird das Ackerschachtelhalm-Bad bereitet: Für ein Vollbad etwa 100 g Schachtelhalmkraut 1 Stunde in heißem Wasser ausziehen, dann dem Bad zusetzen. Auch die fertigen Schachtelhalm-Badeextrakte sind empfehlenswert.

Ackerschachtelhalm als Tee ist wirksam bei rheumatischen Beschwerden, bei chronischem Husten, stoffwechselbedingter Anschwellung der Beine; als Beigabe in Husten-, Rheuma-, Blasen-, Nieren- und Blutreinigungstees.

So wird Schachtelhalm-Tee bereitet: 1 bis 2 Teelöffel des geschnittenen Krautes entweder 12 Stunden mit kaltem Wasser ausziehen und abseihen oder mit heißem Wasser übergießen und nach etwa $^1/_2$ Stunde abseihen. Man sollte 3 Tassen Tee pro Tag über längere Zeit trinken.

Im Handel erhältlich: Equiseti herba (Herba Equiseti) = Schachtelhalmkraut – Zinnkrautsaft, fertiger Badeextrakt aus Schachtelhalm.

Anis

Brotsame, Runder Fenchel, Süßer Kümmel
Pimpinella anisum L. – Apiaceae
Anisi fructus (Fructus Anisi) = Anis(früchte)

Hilft bei: Blähungen, krampfartigen Magenbeschwerden und auch bei Husten.

Pflanzensteckbrief: Die *Pimpinella anisum,* bei uns mit ihren Früchten als Gewürz und Arzneimittel gleichermaßen beliebt, ist im Orient beheimatet. Heute wird sie in großen Mengen auch in Europa angebaut. Anis ist ein Doldengewächs mit 7- bis 15strahligen Dolden. Die Pflanze wird etwa $^1/_2$ m hoch und hat eine spindelförmige Wurzel. Die gestielten unteren Blätter sind ungeteilt und gezähnt, die mittleren schwach dreilappig und die oberen zwei- bis dreifach fiederschnittig. Die Früchte sind rund und riechen aromatisch,

weil sie sehr viel ätherisches Öl enthalten, das zu 80–90 % aus Anethol besteht.

Inhaltsstoffe und ihre Wirkung: Bei der Schilderung der arzneilichen Wirkung des Anis möchte ich zwei weitere Heilpflanzen mit einbeziehen: den Fenchel (*Foeniculum vulgare Miller;* → Seite 24) und den Kümmel (*Carum carvi L.*; → Seite 34), weil diese drei Pflanzen sehr vieles gemeinsam haben. Sie sind als Gewürz ebenso bekannt und beliebt wie als Heilpflanzen. Sie gehören alle zur Pflanzenfamilie der Doldengewächse (*Apiaceae*), ihr Hauptwirkstoff ist ein ätherisches Öl von jeweils anderer Zusammensetzung. Das ätherische Öl weist sie als Karminativa (Mittel gegen Blähungen) aus, sowie als spasmolytische (entkrampfende) und desinfizierende Drogen bei gestörter Magen- und Darmfunktion. Sie sind darüber hinaus als Expektoranzien (schleimlösende Hustenmittel) wirksam. Als Karminativum steht Kümmel an erster Stelle, gefolgt von Fenchel und Anis; als Hustenmittel sind Anis und Fenchel wirksamer als Kümmel. Diese Heilpflanzen werden angebaut. Verwendet werden ausschließlich die reifen Spaltfrüchte.

Es gibt viele Heilpflanzen, die günstig auf Magen und Darm wirken, oft auch den Galleabfluß fördern, *Kümmel, Anis* und *Fenchel* aber besitzen so ausgeprägte karminative (Blähungen lindernde) Wirkung, daß sie als Heilmittel bei chronischen Blähungen, für die es viele Ursachen gibt, am wichtigsten sind. Der Arzt wird sich in diesen Fällen um das Grundleiden kümmern müssen. Oft liegen Probleme vor, die schwer zu beeinflussen sind. Um so wichtiger ist es, daß man in vielen Fällen mit diesen Heilpflanzen wenigstens die Beschwerden lindern kann, bis die Behandlung des Grundleidens zum Erfolg geführt hat. Selbst Kümmelschnaps – in kleiner Menge genossen – ist als Karminativum wirkungsvoll.

So werden Anis-, Fenchel- und Kümmel-Tee bereitet: 1 Teelöffel zerdrückter Früchte werden mit 1 Tasse siedendem Wasser übergossen und nach 10 Minuten abgeseiht.

Sehr empfehlenswert ist die *Mischung* der drei Drogen:

Kümmelfrüchte	
Fenchelfrüchte, zerstoßen	
Anisfrüchte	aa 25,0

So wird die Teemischung bereitet: 1 Teelöffel Teemischung mit 1 Tasse siedendem Wasser übergießen und 20 Minuten zugedeckt ausziehen lassen. Nach jeder Mahlzeit 1 Tasse Tee trinken.

Kümmel ist auch bei Husten mit zähem Schleim wirksam, doch weil er in seiner Wirkung den beiden anderen Drogen erheblich nachsteht, wird er als Expektorans (schleimlösendes Hustenmittel) wenig verwendet. Anis und Fenchel hingegen sind besonders gute – und beliebte – Hustenmittel. In Hustenteemischungen sind sie fast immer vorhanden. Hustensäfte enthalten auch oft Auszüge aus Fenchel- und Anisfrüchten. Bei kleinen Kindern ist der Fenchelhonig angebracht. Besonders wirksam sind Fenchel und Anis in Hustenmitteln, die den Auswurf fördern sollen. Aber auch bei Reizhusten leisten sie gute Dienste. Ein sehr brauchbares *Hustenteerezept* für diese Fälle:

Primelwurzeln	20,0
Anisfrüchte	
Fenchelfrüchte	
Huflattichblätter	aa ad 50,0

So wird die Teemischung bereitet: 2 Teelöffel der Mischung mit ¼ Liter kochendem Wasser überbrühen und nach 10 Minuten abseihen. Mit Honig süßen und 3 Tassen Tee täglich gut warm trinken.

Im Handel erhältlich: Anisi fructus (Fructus Anisi) = Anisfrüchte – Anistropfen; Foeniculi fructus (Fructus Foeniculi) = Fenchelfrüchte. – Fenchelhonig; Carvi fructus (Fructus Carvi) = Kümmelfrüchte.

Arnika

Bergwohlverleih, Gemsblume, Fallkraut
Arnica montana L. – Asteraceae
Arnicae flos (Flores Arnicae) = Arnikablüten

Hilft bei: Zerrungen, Zerreißungen, Verstauchungen, Quetschungen, Blutergüssen und schlecht heilenden Wunden als Umschlag. Als Gurgelmittel bei Schleimhautentzündungen in Mund und Rachen. Innerlich als Tee oder Tropfen bei leichten nervösen Herzbeschwerden.

Pflanzensteckbrief: Arnika ist eine hübsche Pflanze, die im Frühsommer, wenn sie ihre leuchtendgelben Blüten entfaltet, jeden Wanderer und Naturfreund erfreut. Die Korbblüten mit ihrem strahligen Blütenkranz sind nie ganz regelmäßig, was die Blüte so außergewöhnlich macht. Arnika ist eine ausdauernde Pflanze mit einem horizontal im Erdboden kriechenden Wurzelstock. Der derbe, krautige Stengel, der bis zu 50 cm hoch werden kann, entspringt einer Blattrosette. Er trägt ein bis zwei Paar kleinere Blätter und einen endständigen Blütenstand, unter dem sich in den Achseln des oberen Blattpaares meist zwei weitere Blütenanlagen befinden. Die gelben Blütenköpfchen sind von einem zweireihigen, kurz zottig behaarten Hüllkelch umgeben. Die Randblüten besitzen drei Zähnchen – dies ist für die Erkennung der Droge wichtig.

Arnika wächst meistens auf nicht oder wenig gedüngten Bergwiesen und in Heidekrautbeständen im Gebirge. Im Flachland hingegen bevorzugt sie sandigen, torfig-humosen (einen mit Torf und Humus durchsetzten) Wiesenboden.

Wirkung: Als Tee wird Arnika wenig gebraucht, sehr häufig dagegen als Tinktur. In vielen Hausapotheken, besonders im süddeutschen Raum, haben Arnika-Tinktur und Arnika-Spiritus ihren festen Platz. Fragt man nach der Wirkung, so erfährt man oft kurz und bündig, daß Arnika »gegen alles« helfe.

Nach uralten Rezepten, die nicht immer einheitlich sind, werden Arnikablüten zu Tinktur oder zu Spiritus verarbeitet. Da es keine Heilpflanze gibt, die »gegen alles« wirksam ist, hat der Arnika diese Beliebtheit mehr geschadet als genützt. Ich möchte deshalb versuchen, ihr den Platz zu geben, der ihr gebührt – und um es gleich vorweg zu sagen: Es ist ein guter Platz.

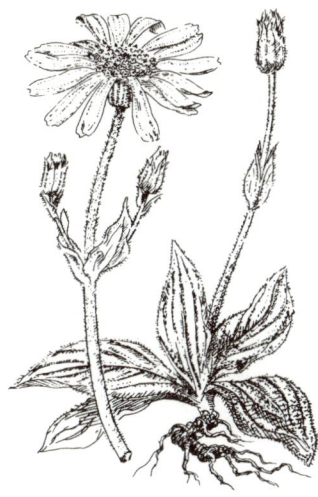

Anwendung: Die äußerliche Anwendung steht im Vordergrund. Bei Zerrungen, Rissen von Muskeln und Sehnen sowie bei Quetschungen sind Umschläge mit Arnika-Tinktur neben der Ruhigstellung die beste Anfangstherapie. Bei Blutergüssen fördert ein Arnika-Umschlag die Resorption und somit den Heilungsprozeß und lindert den Schmerz dadurch auffallend schnell. Auch bei schmierigen, schlecht heilenden Wunden oder bei Wunden, bei denen ein Heilungsstillstand zu beobachten ist, wirken Arnika-Umschläge ausgezeichnet. Dazu verwendet man die Tinktur aus der Apotheke, die mit Wasser verdünnt werden muß.
So wird Arnika-Tinktur verdünnt: ¹/₂ Eßlöffel Tinktur auf ¹/₄ Liter Wasser.
Wundumschläge mit der so verdünnten Arni-

ka-Tinktur sind reinen Alkoholumschlägen und Umschlägen mit Essigsaurer Tonerde in ihrer Wirksamkeit weit überlegen.
Arnika ist auch geeignet zur Mundspülung bei Mundschleimhaut- oder Zahnfleischentzündung, als Gurgelmittel bei Mandelentzündung, denn diese Heilpflanze regt die Durchblutung an und steigert so die Abwehrbereitschaft der Schleimhaut.
So wird Arnika-Tinktur als Gurgelmittel verwendet: ¹/₂ Teelöffel Arnika-Tinktur auf 1 Glas Wasser. Wichtig ist, daß jeweils lange genug gespült und gegurgelt wird.
Arnika kann auch innerlich angewendet werden; in mehreren Untersuchungen konnte ihre Kreislaufwirksamkeit nachgewiesen werden. Ich möchte aber davon abraten, sie ohne Rücksprache mit dem Arzt anzuwenden.
Für Umschläge, Spülungen und zum Gurgeln kann auch Arnika-Tee verwendet werden.
So wird Arnika-Tee bereitet: 1 bis 2 Teelöffel getrocknete Arnikablüten mit ¹/₄ Liter siedendem Wasser überbrühen und nach 10 Minuten abseihen.
Im Handel erhältlich: Arnicae flos (Flores Arnicae) = Arnikablüten – Arnika-Tinktur.

Augentrost

Augustinuskraut, Herbstblümle, Wegleuchte
Verschiedene *Euphrasia*-Arten – *Scrophulariaceae*
Euphrasiae herba (Herba Euphrasiae)
= Augentrostkraut

Hilft bei: Akut und chronisch entzündeten Augen, Lichtempfindlichkeit, Ermüdungserscheinungen der Augen mit Brennen und Tränenfluß.
Pflanzensteckbrief: Alle Augentrost-Arten, die bei uns vorkommen, sind bei den genannten Beschwerden wirksam. Augentrost wächst sowohl in der Ebene als auch im Gebirge ge-

sellig auf trockenen Wiesen und Moorböden, auf Berghängen und in lichten Wäldern. Die Pflanze wird höchstens 30 cm hoch; sie blüht im Spätsommer und Herbst. Die zierlichen, blaßvioletten Blüten, die einzeln in den Blattachseln sitzen, sind dunkelviolett geadert und haben auf der Unterlippe einen gelben Fleck. Der Stengel ist flaumig behaart und die gegenständig angeordneten Blätter, die etwa 1 cm groß werden, sind spitz-eiförmig und besitzen 3 bis 6 Zähnchen.

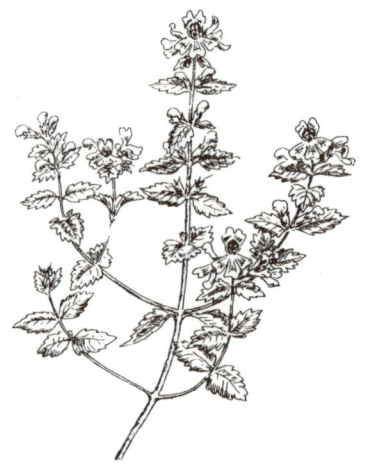

Tips für Sammler: Gesammelt wird das ganze Kraut zur Blütezeit, man trocknet es gebündelt an einem luftigen Ort.

Inhaltsstoffe und ihre Wirkung: Während meine Aussagen über die Verwendung der Heilpflanzen, die ich in diesem Buch vorstelle, im allgemeinen durch zahlreiche wissenschaftliche Veröffentlichungen belegt sind, biete ich bei Augentrost »nur« Empirie an, also Erfahrungen, die mit dieser Heilpflanze gemacht worden sind, beschrieben auch von Dr. Weiß. Diese Erfahrungen werden immer wieder in erstaunlicher Weise bestätigt.

Wirkung: Kompressen mit Augentrost-Tee wirken bei den verschiedensten Augenentzündungen, besonders gut bei Bindehautentzündung (Konjunktivitis) und Lidrandentzün-

dung (Blepharitis). Selbst bei Augenverletzungen, bei denen Hornhautgeschwüre zu befürchten sind, wirkt Augentrost sowohl schmerzlindernd als auch heilend. Auch bei der Behandlung des sogenannten Gerstenkorns ist eine warme Kompresse mit Augentrost-Tee wirksam. Augentrost-Tee, regelmäßig getrunken, kann die Wirkung von Umschlägen unterstützen.

Ich habe alte Angaben über Augentrost nachgeprüft und dabei festgestellt, daß die erstaunliche Heilwirkung, die man dieser Heilpflanze nachsagt, tatsächlich eintritt. Vor allem Kinder, die leicht Schnupfen und Husten bekommen, oft geschwollene Halsdrüsen haben und allgemein wenig Widerstandsfähigkeit besitzen, die lichtscheu sind und bei dem geringsten Luftzug »Wasser in den Augen« haben – früher sprach man in diesen Fällen von »skrofulösen« Kindern –, können mit Augentrost-Tee umgestimmt werden.

Umstimmung mit Augentrost-Tee: Täglich morgens und abends die Augen mit Augentrost-Tee spülen und zusätzlich – über den Tag verteilt – $1/4$ Liter Tee trinken.

Wenn diese Kur regelmäßig und zuverlässig über einen längeren Zeitraum durchgeführt wird, verschwinden die Beschwerden nach einigen Monaten völlig.

So wird Augentrost-Tee bereitet: 1 Teelöffel des geschnittenen Krautes mit 1 Tasse kaltem Wasser übergießen, zum Sieden erhitzen und 2 Minuten ziehen lassen. Gibt man wenige Kristalle Kochsalz hinzu, dann wird die Abkochung für Augenspülungen angenehmer, weil sie auf diese Weise dem Salzgehalt der Tränenflüssigkeit angeglichen wird. Bewährt hat sich auch diese *Teemischung:*

Fenchelfrüchte	20,0
Augentrostkraut	ad 50,0

So wird die Teemischung bereitet: 1 gehäuften Teelöffel pro Tasse mit kochendem Wasser übergießen und 15 Minuten ziehen lassen. Dieser Tee ist auch für Spülungen und Umschläge zu verwenden.

Im Handel erhältlich: Euphrasiae herba (Herba Euphrasiae) = Augentrostkraut. Augentrost-Tee ist nicht immer vorrätig, kann aber rasch beschafft werden.

Was hilft noch bei: entzündeten Augen, auch bei nässenden Ekzemen und Unterschenkelgeschwüren.

Bei entzündeten Augen sind auch *Bäder mit Eichenrinde* wirksam: 1 bis 2 gehäufte Teelöffel der Rinde mit $\frac{1}{4}$ Liter Wasser übergießen, zum Kochen erhitzen und 5 Minuten kochen. Die abgegossene Flüssigkeit soll lauwarm verwendet werden.

Besonders gut wirken Eichenrinde-Bäder bei nässenden Ekzemen oder bei Unterschenkelgeschwüren, die von nässenden Ekzemen umgeben sind. Wichtig ist, daß der Verband bei Umschlägen locker und luftdurchlässig ist; keinesfalls mit Plastikfolie abdecken!

Im Handel erhältlich: Quercus cortex (Cortex Quercus) = Eichenrinde.

Bärentraube

Harnkraut, Wilder Buchs, Sandbeere
Arctostaphylos uva-ursi (L.) Spreng. –
Ericaceae
Uvae ursi folium (Folia Uvae ursi)
= Bärentraubenblätter

Hilft bei: Blasen- und Nierenbeschwerden, als Desinfektionsmittel auch der ableitenden Harnwege.

Pflanzensteckbrief: Die Bärentraube, der Preiselbeere ähnlich, gehört in die Familie der Heidekrautgewächse (Ericaceen). Sie kommt bei uns hauptsächlich im Norden auf Moorböden und Heideland, aber auch in den Nadelwäldern der Alpen vor. Die Blätter sind ledrig, die Blüten rosa und die Früchte rot.

Tips für Sammler: Sammeln sollte man die Blätter im Herbst, weil der Wirkstoffgehalt zu dieser Zeit besonders hoch ist.

Inhaltsstoffe und ihre Wirkung: Die Bärentraube ist eine Heilpflanze, die als Entgiftungsmittel der Niere, vor allen Dingen aber der Blase und der ableitenden Harnwege schon lange bekannt ist und deren Wirksamkeit von der modernen Forschung bestätigt wurde.

Arzneilich verwendet werden die Blätter der Pflanze. Anders allerdings als früher ist die Art der Zubereitung des Bärentraubenblätter-Tees. Damals kochte man die ledrigen und derben Blätter lange, weil man glaubte, auf diese Weise möglichst viele Wirkstoffe zu extrahieren. Dadurch entstand ein unappetitlicher Tee, der den Magen belastete – was es manchen Patienten unmöglich machte, die verordnete Teekur durchzustehen. Heute weiß man, daß durch langes Kochen sehr viele Gerbstoffe extrahiert werden, die gar nicht erwünscht sind, weil nur das Arbutin und das Methylarbutin nach Aufspaltung in Hydrochinon-Konjugate bei Blasen- und Nierenbeschwerden wirksam sind. Seit man herausgefunden hat, daß durch einen Kaltwasseransatz nach 12 bis 24 Stunden fast der ganze Wirkstoff, jedoch nur wenig unerwünschte Gerbstoffe frei werden, kann der Bärentraubenblätter-Tee ohne Bedenken verordnet werden.

So wird Bärentraubenblätter-Tee bereitet:
1 Teelöffel Blätter mit 1 Tasse Wasser übergießen, 12 bis 24 Stunden bedeckt stehenlassen und danach abseihen. Man trinkt 2- bis 3mal täglich 1 Tasse leicht angewärmten Tee. Bärentraubenblätter-Tee ist in erster Linie zu empfehlen bei akuten Entzündungen der Harnblase, wie sie oft nach Erkältungen auftreten. Dauert die Entzündung nach einer Woche unvermindert an, wird der Arzt zu anderen Mitteln greifen müssen.

Es ist wichtig zu wissen, daß Arbutin und Methylarbutin, die wirksamsten Inhaltsstoffe der Bärentraubenblätter, nur bei nicht-saurem Harn in der Niere ihren Wirkstoff, nämlich das Hydrochinon, freigeben. Deshalb sollte man bei einer Kur mit Bärentraubenblättern durch gleichzeitige Gaben von Natriumhydrogenkarbonat (Natron) den Harn alkalisch machen.

Bärentraubenblätter sind in sehr vielen Teemischungen enthalten, die gegen Blasen- und Nierenleiden empfohlen werden. Eine gute *Teemischung* sind Bärentraubenblätter und die Blätter des Indischen Nierentees (→ Seite 56) zu gleichen Teilen; Zubereitung wie Bärentraubenblätter-Tee. Daneben gibt es auch flüssige Zubereitungen, die Wirkstoffe aus Bärentraubenblättern allein oder zusätzlich Wirkstoffe anderer Heilpflanzen enthalten.
<u>Im Handel erhältlich:</u> Uvae ursi folium (Folium Uvae ursi) = Bärentraubenblätter.

Baldrian

Katzenkraut, Mondwurzel, Tannmark, Menten
Valeriana officinalis L. und Unterarten –
Valerianaceae
Valerianae radix (Radix Valerianae)
= Baldrianwurzel

<u>Hilft bei:</u> Nervösen Reizzuständen, Unruhe, Schlaflosigkeit, Konzentrationsschwäche und nervösem Herzklopfen.
<u>Pflanzensteckbrief:</u> Baldrian wächst auf feuchten Wiesen, an Flußufern und auch in feuchten Wäldern. Er wird über 1 m hoch, trägt gegenständige, gefiederte Blätter und vielblütige, doldenähnliche Blütenstände mit kleinen, rötlichweißen, oftmals stärker rötlichen Blüten.
<u>Tips für Sammler:</u> Im September kann man die Wurzel ausgraben. Nach gründlichem Waschen werden die feinen Wurzelfasern durch Kämmen entfernt. Der Rest wird zum Trocknen aufgehängt.
Baldrian wird in Kulturen gezogen, aus denen der größte Teil der Baldrianwurzeln für die Pharmaindustrie stammt (nur die unterirdischen Teile finden arzneiliche Verwendung).

<u>Inhaltsstoffe und ihre Wirkung:</u> In neuerer Zeit sind zahlreiche Untersuchungen mit dieser altbewährten Heilpflanze angestellt worden, die interessante Ergebnisse gebracht haben. Die Auffindung der Valepotriate, der Stoffe, die neben dem ätherischen Öl beruhigend auf das Zentralnervensystem einwirken,

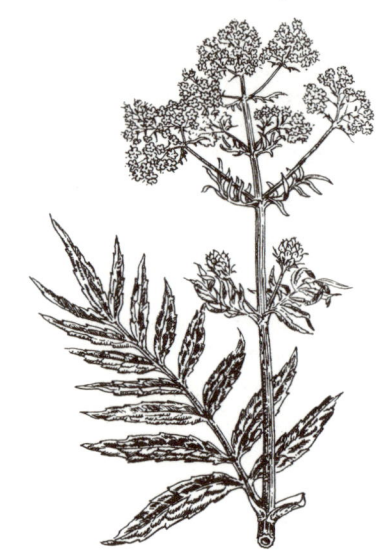

und der krampflösend wirkenden Valerensäure bestätigt die Erfahrung, die Ärzte mit der Droge gemacht haben, von der es früher einmal hieß, es sei lediglich ihr Geruch, der eine Wirkung suggeriere. Keinem einzelnen Baldrian-Inhaltsstoff allein kommt eine entscheidende Wirkung zu; erst das Zusammenspiel aller Bestandteile macht diese Heilpflanze so wirksam.
Baldrian wirkt bei nervösen Reizzuständen, bei Schlaflosigkeit und bei nervösem Herzklopfen. Patienten, die unter nervöser Unruhe leiden, fühlen sich nach der Einnahme von Baldrian oftmals angenehm erfrischt. Das Konzentrationsvermögen wird merklich gesteigert. Selbst Autofahrern ist Baldrian anzuraten. Ich empfehle sogar Prüflingen, etwa eine halbe Stunde vor der Prüfung 1 Teelöffel Baldrian-Tinktur zu nehmen.

Die besten einheimischen Heilpflanzen

Bei nervöser Schlaflosigkeit kommt es durch die Entspannung zu einer Schlafbereitschaft. Das Warten auf den Schlaf ist nicht mehr unangenehm und quälend, sondern wird als wohltuendes Ausruhen empfunden, bis sich der gesunde Schlaf einstellt. Überhaupt ist Baldrian sehr geeignet, um sich auf spannungsgeladene Situationen durch Entspannung vorzubereiten.

Wie verwendet man Baldrian? Es stehen der Baldrian-Tee, die bewährte Baldrian-Tinktur, Dragees und Kapseln mit den Gesamtextrakten der Baldrianwurzel zur Verfügung. Beim Tee ist zu beachten, daß er kalt angesetzt wird – er wirkt dann besser. Einmal werden dabei weniger Gerbstoffe aus der Droge ausgezogen, zum anderen schont man die wirksamen Valepotriate, die sehr wärmeempfindlich sind und durch Kochen oder heißes Überbrühen zumindest teilweise zerstört werden.

<u>So wird Baldrian-Tee bereitet:</u> 2 Teelöffel zerkleinerte Baldrianwurzel werden mit $^1/_4$ Liter kaltem Wasser übergossen und 10 bis 12 Stunden stehengelassen. Gelegentliches Umrühren des Ansatzes ist zu empfehlen. Den Tee sollte man 2- bis 3mal täglich lauwarm trinken. Die empfohlene Dosierung ist notwendig, denn nur wenn man Baldrian hoch dosiert, kann er optimal wirksam werden. Deshalb ist es auch ratsam, die Baldrian-Tinktur teelöffelweise einzunehmen, um das Einschlafen zu fördern oder Nervosität und Unruhe auszugleichen.

Wenn es darum geht, Entspannung herbeizuführen und seelische Verkrampfungen zu lösen, hat sich eine *Teemischung* aus Baldrianwurzel und Melissenblättern zu gleichen Teilen bewährt. Man überbrüht den Tee heiß und läßt ihn mindestens 1 Stunde zugedeckt stehen. Mit Hopfen läßt sich die Wirkung des Baldrian (Mischung 1:1) als Schlaftee noch verstärken.

Auch das Baldrian-Bad wirkt beruhigend und schlaffördernd – und zwar so überzeugend, daß schon mancher in der Badewanne eingeschlafen ist.

<u>So wird das Baldrian-Bad bereitet:</u> 100 g Baldrianwurzel werden mit 1 Liter kochendem Wasser übergossen, 10 Stunden lang ausgezogen; die abgeseihte Flüssigkeit wird dem Badewasser zugesetzt. Man kann auch dem Vollbad 200 bis 250 g Baldrian-Tinktur beigeben. Außerdem gibt es Baldrian-Badeextrakte in der Apotheke.

<u>Im Handel erhältlich:</u> Valerianae radix (Radix Valerianae) = Baldrianwurzel – Baldrian-Tinktur, Baldrian-Wein.

Birke

Besenbirke, Frühjahrsbaum, Maibaum, Weißbirke
Betula pendula Roth und *Betula pubescens Ehrh. – Betulaceae*
Betulae folium (Folia Betulae)
= Birkenblätter

<u>Hilft bei:</u> Wassersucht, Rheuma, Gicht und Harnverhaltung. Zur »Blutreinigung« (Frühjahrs- und Herbstkur) geeignet.

<u>Pflanzensteckbrief:</u> Wohl jeder weiß, wie eine Birke aussieht. Ihr weißer Stamm macht sie zu einem auffallenden und unverwechselbaren Baum. Ich möchte hier nur auf den Unterschied der beiden Birkenarten, deren Blätter arzneilich genutzt werden, näher eingehen. *Betula pendula* ist die Hängebirke und *Betula pubescens* die Moorbirke. Die Hängebirke ist größer als die Moorbirke und bevorzugt trockene Standorte. Ihre Zweige hängen herab und sind in jungem Zustand mit warzigen Harzdrüsen besetzt. Die Blätter sind größer. Die Moorbirke besitzt behaarte junge Zweige (sie heißt auch Haarbirke), ihr Name weist auch auf den Standort hin; sie wächst nämlich lieber in feuchten Wäldern, Mooren und Sümpfen als auf trockenen Böden.

<u>Tips für Sammler:</u> In den Monaten Mai und Juni soll man die jungen frischen Blätter sammeln und an der Luft trocknen.

<u>Inhaltsstoffe und ihre Wirkung:</u> Als wirksame Inhaltsstoffe hat man Flavonoide, ätherisches Öl und Saponine erkannt. Begleitet werden diese Wirkstoffe von Harzen, Gerbstoffen und Methylsalicylat.

Birkenblätter-Tee ist eines der besten Diuretika (wassertreibende Mittel). Er wirkt milde, doch nachhaltig und zuverlässig, ohne – und das ist sehr wichtig – das Nierengewebe zu reizen, was beispielsweise bei den ebenfalls wassertreibenden Wacholderbeeren der Fall ist. Man verwendet den Tee deshalb gerne zur Entwässerung bei Patienten mit Stauungserscheinungen, weil Birkenblätter-Tee dem Körper nur das gestaute Wasser entzieht.

<u>So wird Birkenblätter-Tee bereitet:</u> 2 gehäufte Teelöffel Birkenblätter mit 1 Tasse kochendem Wasser übergießen und nach 10 Minuten abseihen. Der Tee soll mäßig warm (möglichst ungesüßt) getrunken werden. 2 bis 3 Tassen Tee pro Tag sind die richtige Dosierung. Nach Beendigung der Entwässerung soll der Tee wieder abgesetzt werden.

Birkenblätter sind auch häufig Bestandteil in »Blutreinigungstees«, die man im Frühjahr und Herbst über einige Wochen kurmäßig trinken sollte. Danach – so berichten Rheumapatienten – verringern sich auch rheumatische oder gichtische Schmerzen.

Ein *Blutreinigungstee* zur Frühjahrs- und Herbstkur:

Birkenblätter	20,0
Bohnenschalen	20,0
Schachtelhalmkraut	10,0
Löwenzahn (Wurzel mit Kraut)	10,0
Pfefferminzblätter	10,0

<u>So wird die Teemischung bereitet:</u> 1 gehäuften Teelöffel dieser Mischung mit 1 Tasse kaltem Wasser übergießen, langsam zum Sieden erhitzen, 5 Minuten ziehen lassen und dann abseihen. 2- bis 3mal täglich 1 Tasse Tee trinken.

<u>Im Handel erhältlich:</u> Betulae folium (Folia Betulae) = Birkenblätter – Birken(blätter)-saft, Birkenhaarwasser.

Blutwurz

Tormentill, Rotwurz, Ruhrwurz, Siebenfinger
Potentilla erecta (L.) Raeusch. (auch *P. tormentilla Neck.* genannt) – *Rosaceae*
Tormentillae radix (Rhizoma Tormentillae)
= Blutwurzel = Tormentillwurzel

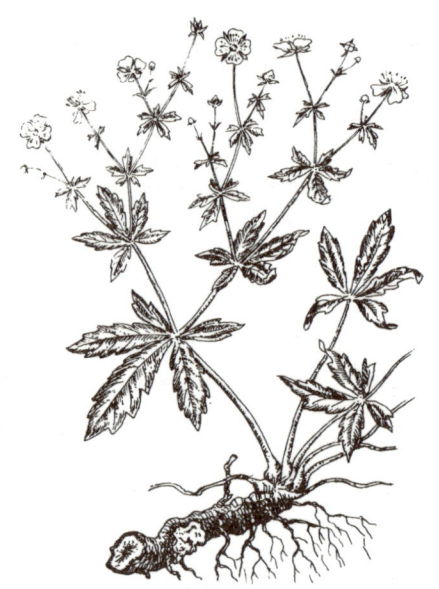

<u>Hilft bei:</u> Durchfällen (akut und chronisch). Als Gurgel- und Spülmittel bei Entzündungen im Mund und Rachenraum.

<u>Pflanzensteckbrief:</u> Die Blutzwurz, deren Wurzelstock Verwendung findet, ist in Deutschland weit verbreitet. Sandiger Boden ist der unscheinbaren Pflanze ebenso lieb wie feuchter Moorboden. Aus einem dicken Wurzelstock entspringen wenige drei- bis fünffingrige Grundblätter und einige beblätterte Stengel mit vielen gelben Blüten.

<u>Tips für Sammler:</u> Ein wichtiges Erkennungsmerkmal: Die Blutwurzblüte besitzt nur vier Blütenblätter. Schneidet oder bricht man den Wurzelstock durch, so wird er bald blutrot, was der Pflanze ihren Namen eingetragen hat.

Inhaltsstoffe und ihre Wirkung: Diese Heilpflanze ist wohl die wertvollste Gerbstoffdroge unter den einheimischen Heilpflanzen. Sie enthält etwa 20% Catechingerbstoffe, also jene Gerbstoffe, die den Magen nicht reizen. Blutwurz ist der ausländischen Ratanhiawurzel ebenbürtig.

In erster Linie bestimmt der Gerbstoff die Wirkung der Heilpflanze. Tormentillrot, das wahrscheinlich das Bakterienwachstum hemmt, erweitert ihre Wirksamkeit.

Für die Blutwurz gibt es zwei Anwendungsbereiche: Äußerlich als Gurgel- und Spülmittel bei Endzündungen im Mund und am Zahnfleisch, bei entzündeten Mandeln oder als Bademittel bei Hämorrhoiden und erfrorenen Händen und Füßen.

Innerlich als Mittel bei akuten sowie chronischen Durchfällen und bei Blähungen, die durch Gärungserreger im Darm hervorgerufen werden.

So wird Blutwurz-Tee bereitet: 1 bis 3 Eßlöffel zerkleinerte Blutwurz mit $\frac{1}{2}$ Liter Wasser übergießen und 15 Minuten kochen. Bei Bedarf 3 Tassen pro Tag trinken. Dieser Tee ist auch als Gurgelmittel zu verwenden.

Die Tinctura Tormentillae aus der Apotheke ist ebenso wirksam wie der Tee. Die Einzelgabe sollte aus mindestens 50 Tropfen bestehen.

Im Handel erhältlich: Tormentillae radix (Rhizoma Tormentillae) = Blutzwurzel – Blutwurzeltinktur.

Brennessel

Donnernessel, Hanfnessel, Nettel
Urtica dioica L. und *Urtica urens L.* –
Urticaceae
Urticae herba (Herba Urticae)
= Brennesselkraut

Hilft bei: Stoffwechselstörungen, Prostatabeschwerden, Rheuma und Gicht. Zur »Blutreinigung« (Frühjahrs- und Herbstkur) geeignet.

Pflanzensteckbrief: Jeder hat sich wohl schon einmal an einer Brennessel »gebrannt«, es gibt folglich sicher niemanden, der die Brennessel nicht kennt. Doch daß es zwei verschiedene Arten von Brennesseln gibt, möchte ich hervorheben. *Urtica urens* ist die kleinere und zartere, aber auch die aggressivere der beiden Brennesselarten. Beide werden als Heilpflanze genutzt und sind sehr häufig. Sie bevorzugen die Nähe menschlicher Behausungen und wachsen in Gärten, an Zäunen, Grabenrändern, auf Schuttplätzen und Ödland. Ende Mai bis Juni ist ihre Blütezeit. Die kleinen Blüten sind grünlich gefärbt und in hängenden Ähren angeordnet.

Tips für Sammler: In den Monaten Mai, Juni und Juli sollte man die Blätter und oberen Krautspitzen sammeln und sie an der Luft trocknen. Für Brennesselsaft kann man auch derbere Stengelteile mitverwenden.

Inhaltsstoffe und ihre Wirkung: Gerbstoffe, ein Nesselgiftstoff in den Brennhaaren, Histamin, Acetylcholin, Ameisensäure, verschiedene Vitamine, Mineralsalze und Glukokinine sind die wirksamen Inhaltsstoffe der Brennesseln. Aber erst das Zusammenspiel all dieser Substanzen macht die Brennessel zu einem Anregungsmittel für den gesamten Körperstoffwechsel. Sie ist deshalb häufiger Bestandteil von Teemischungen, die gegen Rheuma und Gicht, Prostataleiden, Galle- und Leberbeschwerden eingesetzt werden und findet sich vor allem in Teemischungen, die zur Frühjahrs- und Herbstkur empfohlen werden. Aber auch der Brennessel-Tee alleine oder der Brennesselsaft leisten gute Dienste.

So wird Brennesselblätter-Tee bereitet:
2 bis 3 Teelöffel Brennesselblätter mit 1 Tasse kochendem Wasser überbrühen, 10 Minuten ausziehen, abseihen und mäßig warm schluckweise trinken – morgens und abends 1 Tasse Tee über einen Zeitraum von 4 bis 8 Wochen. Eine bewährte *Teemischung* für Rheumatiker, Patienten mit Beschwerden beim Wasserlassen (Prostata) und zur Entschlackung (Entwässerung):

Brennesselkraut	20,0
Löwenzahnwurzel mit Kraut	20,0
Schachtelhalmkraut	10,0
Birkenblätter	5,0
Hagebutten mit Samen	5,0

So wird die Teemischung bereitet: 2 Teelöffel der Mischung mit 1 Tasse kochendem Wasser übergießen, 15 Minuten ziehen lassen, abseihen. 3mal täglich 1 Tasse Tee 6 Wochen lang trinken.
Im Handel erhältlich: Urticae herba (Herba Urticae) = Brennesselkraut – Brennesselsaft, Brennesselhaarwasser.

Enzian

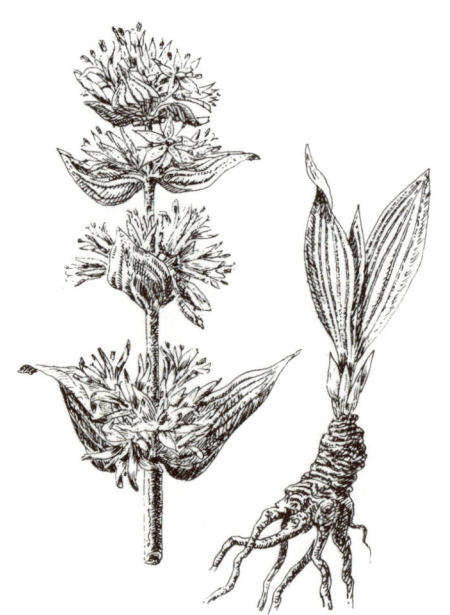

Bitterwurzel, Bergfieberwurzel, Jänzene
Gentiana lutea L. und andere Enzianarten –
Gentianaceae
Gentianae radix (Radix Gentianae)
= Enzianwurzel

Die Stammpflanzen, die neben dem Gelben Enzian die arzneilich verwendete Enzianwurzel liefern, stehen alle unter Naturschutz.
Hilft bei: Appetitlosigkeit, bei Magen- und Darmbeschwerden, denen eine ungenügende Sekretion des Verdauungssafts zugrunde liegt (Völlegefühl).
Inhaltsstoffe und ihre Wirkung: Der Enzian gehört zu den reinen Bittermitteln. Seine Begleitstoffe sind von untergeordneter Bedeutung. Der Gehalt an Gerbstoffen ist nur gering, was für die Verwendung des Enzians als Magentonikum sehr wichtig ist. Unerwünschte Reizwirkungen entfallen daher. Appetitlosigkeit, Magenschwäche mit mangelnder Magensaftsekretion (Absonderung), Störungen der Magenentleerung, Blähungen sowie Krampf- und Erschlaffungszustände des Magens und des Darms können mit einem Enzian-Tee oder mit Enziantropfen erfolgreich behandelt werden. Der Bitterstoff Gentiopikrin und der jüngst entdeckte Bitterstoff Amarogentin, der als der stärkste Bitterstoff gilt (so berichtet Dr. F. Korte aus der Biochemischen Abteilung des Staatsinstituts in Hamburg), lösen nach Berührung mit der Mundschleimhaut heilende Reflexe aus, wirken aber auch direkt durch ihre Aufnahme in den Körper.
Bei der Anwendung des Enzians sollte man gut auseinanderhalten, welche Form einer Magenfunktionsstörung vorliegt. Beim saftlosen, schlaffen Magen ist Enzian das Mittel der Wahl. Beim übersäuerten (saures Aufstoßen) und reizempfindlichen Magen sollte Enzian weggelassen werden. Hier sind Melisse, Kümmel, Kamille und Anis – eventuell zur Beruhigung mit Johanniskraut oder Baldrian kombiniert – angebrachter. Nach Professor Glatzl wirkt Enzian kreislaufbelebend.
So wird Enzian-Tee bereitet: 1 Teelöffel Enzianwurzel mit $\frac{1}{4}$ Liter Wasser übergießen und 5 Minuten kochen. Der Tee muß vor den Hauptmahlzeiten nur mäßig warm getrunken werden. Akute Magenbeschwerden, die sich in einem Völlegefühl und dem Empfinden äu-

ßern, der Magen arbeite nicht, lassen sich mit einer Tasse Enzian-Tee schnell beheben.
Eine *Teemischung* aus Enzian und Tausendgüldenkraut (→ Seite 22, 48) (Verhältnis 1:1) ist ebenfalls empfehlenswert. In Fertigpräparaten ist diese Kombination auch zu finden.
Im Handel erhältlich: Gentianae radix (Radix Gentianae) = Enzianwurzel – Enzian-Tinktur, Enzianschnaps.

Faulbaum

Pulverholz, Schwarzerle, Chrottebeeri
Frangula alnus Miller (Rhamnus frangula L.)
– Rhamnaceae
Rhamni frangulae cortex (Cortex Frangulae)
= Faulbaumrinde

Hilft bei: Stuhlverstopfung.
Pflanzensteckbrief: Bei uns in Europa findet man den Faulbaum aus der Familie der Kreuzdorngewächse häufig in Auwäldern, Erlenbrüchen, an Wegrändern und in Hecken. Der baumartige Strauch wird bis zu 6 m hoch und fällt auf durch die zahlreichen grauweißen Lentizellen (Entlüftungsgewebe) auf glatter, glänzender, graubrauner Außenrinde. Aus unscheinbaren, zwittrigen Blüten, die in den Blattachseln zu zweien bis sechsen angeordnet sind, entwickeln sich nach der Befruchtung anfangs grüne, später rote und in reifem Zustand blauschwarze bis blauviolette Steinfrüchte. Die Blätter des Faulbaums sind elliptisch, ganzrandig, besitzen eine glänzende Oberfläche und sind wechselständig angeordnet. Die Zweige sind ohne Dornen – im Gegensatz zum Kreuzdorn, dessen Rinde und Beeren ebenfalls abführend wirken.
Tips für Sammler: Die Faulbaumrinde läßt sich gut sammeln und auch gut trocknen. Man gewinnt sie durch Abschälen der Äste und Zweige.
Inhaltsstoffe und ihre Wirkung: Sennesblätter, Aloe und der medizinische Rhabarber

sind die ausländischen Vertreter typischer Abführdrogen; als einheimische Anthrachinonglykosiddroge kennen wir den Faulbaum. In der Wirkung ist er milder als Aloe und Senna und dem pontischen Rhabarber ein wenig überlegen.

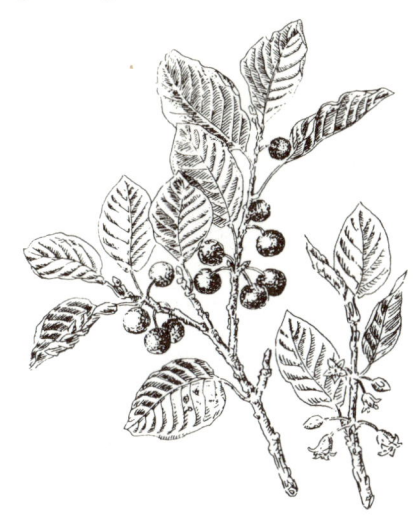

Frühestens nach einem Jahr darf man die getrocknete Rinde des Faulbaumes verwenden, denn die frische Droge erregt Brechreiz. Erst nach dieser Zeit sind durch Fermente die störenden Frangularoside abgebaut und damit die unliebsamen Begleiterscheinungen ausgeschaltet. Man kann zwar die Faulbaumrinde allein als Abführmittel in Teeform geben, doch ist die Kombination mit den sogenannten Karminativa (Mittel gegen Blähsucht) geeigneter (Anis → Seite 13).
So wird Faulbaumrinden-Tee bereitet: 1 Teelöffel geschnittene Rinde mit 1 Tasse kaltem Wasser versetzen, 12 Stunden ziehen lassen. Oder die Rinde kalt übergießen und ganz kurz aufkochen.
Faulbaumrinde ist Bestandteil vieler Abführteemischungen und sogenannter Blutreinigungstees, von denen man ebenfalls eine milde Abführwirkung erwartet.
Es ist bedauerlich, daß die Schulmedizin der

Die besten einheimischen Heilpflanzen

Aloe und Senna zu allen Zeiten mehr Beachtung geschenkt hat als der einheimischen Faulbaumrinde, die ein äußerst wirksames und schonendes Abführmittel ist. Dennoch muß auch hier, wie bei allen Laxanzien, vor ständigem Gebrauch gewarnt werden.

<u>Im Handel erhältlich:</u> Rhamni frangulae cortex (Cortex Frangulae) = Faulbaumrinde.

Fenchel

Kinderfenchel, Langer Anis, Brotanis
Foeniculum vulgare Miller var. vulgare – Apiaceae
Foeniculi fructus (Fructus Foeniculi) = Fenchel(früchte)

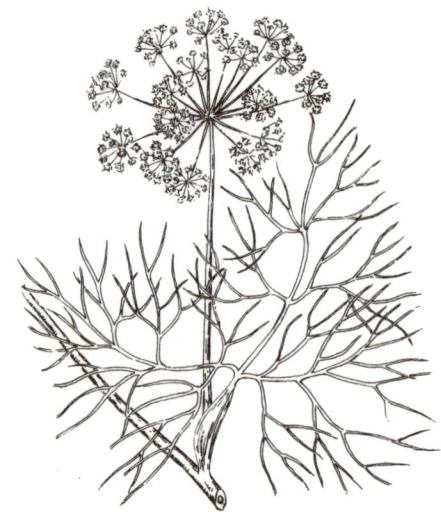

<u>Hilft bei:</u> Blähungen und krampfartigen Magenbeschwerden, außerdem bei Husten.
<u>Pflanzensteckbrief:</u> Fenchel ist eine ein- bis mehrjährige Pflanze, das heißt: Manchmal überwintert sie und treibt im folgenden Jahr wieder aus. Sie bildet einen Stengel aus, der 1 bis 2 m hoch wird; er ist stielrund, blaubereift und oben vielfach verästelt. Drei- bis vierfach fiederschnittige Blätter sind zerstreut am Stengel angeordnet. Die kleinen gelben Blüten stehen in zusammengesetzten Dolden ohne Hülle oder Hüllchen.

Ursprünglich im Mittelmeerraum zu Hause, wurde der Fenchel schnell auch nördlich der Alpen heimisch und ist als Gewürz und als Arzneimittel gleichermaßen beliebt. Eine Abart, der Gemüsefenchel, wird in den Küchen aller Länder verwendet. Fenchelkulturen gibt es in fast allen Ländern Europas.

<u>Inhaltsstoffe und ihre Wirkung:</u> Als Arneimittel und auch als Gewürz werden nur die Spaltfrüchte gebraucht, die reichlich ätherisches Öl enthalten.

Aufgrund seines 50 bis 60%igen Anetholanteils ist das Fenchelöl dem Anisöl sehr ähnlich. Auch was die Anwendung betrifft, besteht Übereinstimmung. Ausführliche Informationen über die Verwendung von Fenchel → Seite 13.

<u>Im Handel erhältlich:</u> Foeniculi fructus (Fructus Foeniculi) = Fenchelfrüchte – Fenchelhonig, Fenchelsaft.

Goldrute

Goldwundenkraut, Waldkraut, Schoßkraut
Solidago virgaurea L. – Asteraceae
Virgaureae herba (Herba Virgaureae) = Goldrutenkraut

<u>Hilft bei:</u> Blasen- und Nierenentzündungen, schmerzhafter Harnentleerung, Wassersucht.
<u>Pflanzensteckbrief:</u> Im späten Sommer und frühen Herbst erfreut diese Heilpflanze den Wanderer auf trockenen Waldwiesen, auf Kahlschlägen, in lichten Wäldern, an sonnigen Hügeln und Waldrändern. Sie blüht dort von August bis Oktober goldgelb. Die Goldrute ist eine Staude, die 1 m hoch werden kann. Der Stengel ist rund, gestreift, in den oberen Teilen kurz behaart, unten braun, violett oder purpurn gefärbt. Die Verzweigung

ist rispig, die Blätter sind wechselständig angeordnet; unten sind sie gestielt, oben fast sitzend. Die goldgelben Blüten sind in einfachen Trauben oder in Rispentrauben angeordnet und riechen schwach aromatisch.

<u>Tips für Sammler:</u> Wer diese Heilpflanze sammeln möchte, sollte das in den ersten Augusttagen tun, also zu Beginn der Blütezeit. Man verwendet nicht die ganzen oberirdischen Teile, sondern nur ihre Blühregion, weil die Pflanzen in diesen Abschnitten noch nicht verholzt sind. Büschelweise gebunden, wird die Sammelausbeute im Schatten getrocknet.

<u>Inhaltsstoffe und ihre Wirkung:</u> Saponine, Flavonoide, ätherisches Öl, Gerbstoffe und Bitterstoffe. Diese Inhaltsstoffe gemeinsam sind wirksam bei schmerzhafter Harnentleerung, krampfartigen Blasenschmerzen, bei Blasen- und Nierenentzündungen. Auch Wasseransammlungen im Körper (Wassersucht) kann man mit einer Goldruten-Teekur behandeln. Außerdem regt Goldruten-Tee den gesamten Stoffwechsel an. Deshalb wirkt er bei Hautleiden und auch bei Galle- und Leberbeschwerden.

<u>So wird Goldruten-Tee bereitet:</u> 1 bis 2 Teelöffel Goldrutenkraut mit 1 Tasse kaltem Wasser übergießen, zum Sieden erhitzen und 2 Minuten ziehen lassen. 3 Tassen Tee pro Tag trinken.

In zahlreichen Blasen- und Nierentees, in Leber- und Galletees und auch in Teemischungen zur Frühjahrs- und Herbstkur ist Goldrutenkraut ein wirksamer Bestandteil. Eine empfehlenswerte *Teemischung* für die Frühjahrskur:

Goldrutenkraut	10,0
Löwenzahnwurzel mit Kraut	10,0
Birkenblätter	10,0
Pfefferminzblätter	10,0

Diesen Tee bereitet man wie den Goldruten-Tee und trinkt davon 4 bis 6 Wochen lang täglich 2 Tassen.

<u>Im Handel erhältlich:</u> Virgaureae herba (Herba Virgaureae) = Goldrutenkraut.

Heckenrose (Hagebutte)

Hundsrose, Wilde Rose, Hainrose, Heinzerlein
Rosa canina L. – Rosaceae
Cynosbati fructus (Fructus Cynosbati)
= Heckenrosenfrüchte (Hagebutten)

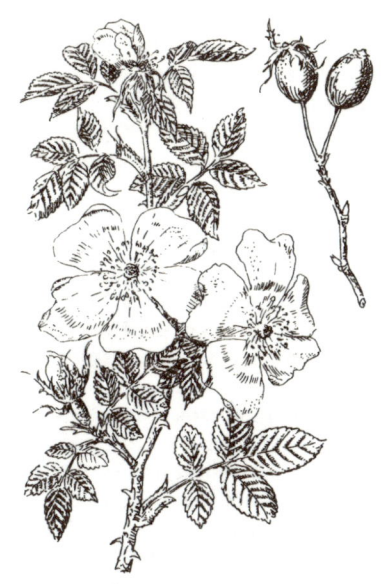

<u>Hilft bei:</u> Erkältungen; erfrischt Fieberkranke. – Hoher Vitamin-C-Gehalt.

<u>Pflanzensteckbrief:</u> In Hecken, an Wegen, Zäunen und Böschungen findet man die Urform der Edelrosen. Hundsrose oder Heckenrose nennt man diese duftlose, ungefüllte, hellrosa blühende, strauchig wachsende Pflanze. Sie blüht im Juni und Juli. Im Spätsommer und Frühherbst bildet sie die Hagebutten aus – in reifem Zustand leuchtend-rote Früchte. Schneidet man die Hagebutten auf, so findet man darin harte Kerne, die man *Cynosbati semen (Semen Cynosbati)* nennt. Man kann nur die roten Anteile, den fleischig gewordenen Fruchtboden verwenden, aber

auch die ganze Frucht (Fruchtboden und Kerne). Die Kerne enthalten etwas Vanillin. Ich empfehle immer, die ganzen Früchte zu verwenden, weil der Geschmack nach Vanille den Tee »veredelt«.

Tips für Sammler: Wer die Hagebutte selber sammeln möchte, findet sie reichlich im Herbst an den Wildrosensträuchern. Nur wirklich rote (reife) Früchte eignen sich zum Sammeln. Zum Trocknen werden die Früchte aufgeschnitten.

Inhaltsstoffe und ihre Wirkung: Die Sammelfruchtschale enthält sehr viel Vitamin C, im Durchschnitt etwa bis zu 1700 mg %; jedoch sind auch schon Werte von 2900 mg % nachgewiesen worden – im Vergleich zur Schwarzen Johannisbeere, die etwa 250 mg % enthält, eine sehr große Menge. Auch weitere Vitamine, die Vitamine der B-Gruppe, die Vitamine A, K und E, Spurenelemente, wertvolle Fruchtsäuren, Gerbstoffe, Flavonoide und Pektine finden sich in der Hagebutte. Alle diese Stoffe machen sie zu einer wertvollen Frucht, deren Tee nicht nur angenehm schmeckt, sondern gerade in Erkältungszeiten vorbeugend wirkt. Fieberkranke werden erfrischt und ihre Abwehrkräfte werden gestärkt. Das Vitamin C hat nämlich eine wichtige biologische Bedeutung bei der Immunkörperbildung und der Stärkung der Abwehrkräfte gegen Infektionen. Bei Fieber wird Vitamin C im Organismus besonders schnell aufgebraucht, ein Zeichen dafür, daß der Körper es bei seinem Abwehrkampf benötigt, aber auch ein Hinweis darauf, wie wichtig es ist, dem Körper Vitamin C zuzuführen. Vitamin C hat ferner eine nachgewiesene Wirkung auf die Nebennieren, das heißt also auf die Produktion wichtiger Hormone und damit auf die Lebenskraft. Schließlich ist Vitamin C bei der Wundheilung unentbehrlich. Hagebutten-Tee wird also verwendet bei Infektionen und Fieber, allgemeinen Schwächezuständen und bei schlecht heilenden Wunden.

Wegen ihres Gehaltes an Fruchtsäuren und Pektinen wirkt die Hagebutte leicht abführend. Sie eignet sich als Beigabe zu allen für eine Frühjahrskur verwendeten Teemischungen.

So wird Hagebutten-Tee bereitet: 2 Teelöffel (15 g) zerkleinerte Hagebutten mit $1/4$ Liter Wasser übergießen, zum Sieden erhitzen und 10 Minuten kochen.

Hagebutten vertragen sich mit fast allen Teekräutern. Sie verbessern den Geschmack, bereichern den Tee durch Vitamine und Spurenelemente.

Ein leichter Abführtee mit wassertreibender Wirkung ist nachfolgende *Teemischung:*

Hagebutten mit Kernen (Samen)	
Faulbaumrinde	$\overline{aa}$ 20,0
Pfefferminzblätter	ad 50,0

So wird die Teemischung bereitet: 2 Teelöffel der Mischung mit 1 Tasse heißem Wasser überbrühen, 20 Minuten ziehen lassen oder 5 Minuten kochen.

Im Handel erhältlich: Cynosbati fructus cum semine und Cynosbati fructus sine semine = Hagebutten mit und ohne Samen – Hagebuttensaft.

Was hilft noch bei: Infektionen, Fieber, allgemeinen Schwächezuständen und Wundheilungen. **Sanddorn** *(Hippophae rhamnoides L.)* als Mus oder Saft und **Schwarze Johannisbeere** *(Ribes nigrum L.)* als heißer Saft (nicht erhitzen, sondern mit heißem Wasser verdünnen).

Heidelbeere

Blaubeere, Schwarzbeere, Bickbeere
*Vaccinium myrtillus L. – Ericaceae
Myrtilli fructus (Fructus Myrtilli)* = Heidelbeeren (getrocknete)

Hilft bei: Durchfällen verschiedenster Art. Als Gurgelmittel bei Entzündungen in Mund und Rachen.

Den Pflanzensteckbrief der beliebten Heidelbeere kann ich mir sicher ersparen, um den
Platz für wichtigere Angaben über diese Heilpflanze zu nutzen. Es ist nämlich sehr schade,
daß die Heidelbeere so wenig zu Heilzwecken
genutzt wird.

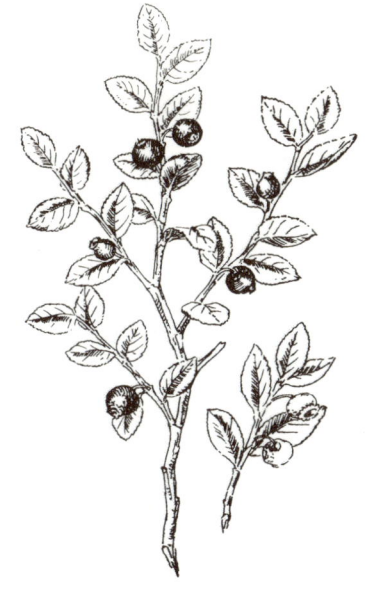

Inhaltsstoffe und ihre Wirkung: Die Heidelbeere ist eine ausgezeichnete Gerbstoffdroge,
die gegen Durchfälle, hervorgerufen durch
verschiedene Krankheiten, ausgezeichnet
hilft. Besonders gut wirkt sie bei Durchfällen,
die mit Gärungserscheinungen verbunden
sind oder durch sie ausgelöst werden, wie
auch bei Durchfällen der Kleinkinder und
Säuglinge. Der Gerbstoffgehalt der getrockneten Heidelbeere liegt um 7%; die Pektine
sind ebenso wertvolle Begleitstoffe wie der
blaue Farbstoff. R. F. Weiß vermutet, daß
dieser Farbstoff das Wachstum der Bakterien
hemmt und zieht eine Parallele zu dem roten
Farbstoff der Blutwurz (→ Seite 20).
Man kann die getrocknete Heidelbeere unver-
arbeitet geben, doch ist es besser, eine
konzentrierte Abkochung zu bereiten, die

man ungesüßt trinkt. Die Kerne der getrockneten Beeren wirken bei magenempfindlichen
Patienten leicht reizend. Durch die Abkochung werden Reizungen ausgeschaltet.
So wird Heidelbeer-Tee (Heidelbeer-Abko-
chung) bereitet: 3 Eßlöffel getrocknete Heidelbeeren mit $\frac{1}{2}$ Liter kaltem Wasser übergießen und etwa 10 Minuten kochen. Nach dem
Abseihen und Abkühlen ist der Tee ge-
brauchsfertig. Mehrmals täglich 1 Tasse
trinken.
Diese Dosierung hilft schnell bei Durchfällen.
Außerdem kann man diese Abkochung auch
zum Gurgeln verwenden, wenn Mundhöhle,
Rachen oder Zahnfleisch entzündet sind. Die
Verwendung frischer Heidelbeeren gegen
Durchfall ist sinnlos; es tritt oft eine gegentei-
lige Wirkung ein.
Im Handel erhältlich: Myrtilli fructus (Fruc-
tus Myrtilli) = getrocknete Heidelbeeren –
Heidelbeersaft.

Was hilft noch bei: Durchfall.
An dieser Stelle möchte ich eine Gerbstoffdroge erwähnen, die bei Durchfall ebenfalls
wirksam ist. Es ist der **Mäuseklee** *(Trifolium
arvense L.).* In wissenschaftlichen Arbeiten
ist darüber jedoch wenig zu finden.
Auch die **Schwarze Johannisbeere,** als vit-
aminreiches Diätetikum geschätzt, ist für
Menschen, die unter Durchfällen leiden, als
ungesüßter Saft empfehlenswert.

Heublumen

Flores Graminis = Heublumen, gereinigte

Hilft bei: Rheuma, Nervenschmerzen, Bla-
senleiden, Frauenschmerzen, Koliken und
Hautausschlägen.
Was sind Heublumen? Heublumen sind ein
Gemisch aus Blütenteilen, Samen und kleine-
ren Blattstücken verschiedener Wiesenblu-
men. Sie sind unterschiedlich zusammenge-

setzt, je nachdem, was auf der Wiese wächst. Die Unterschiede sind jedoch nicht so groß, daß sie besonders berücksichtigt werden müßten.

Man kann seinen Vorrat in der Apotheke kaufen oder ihn direkt beim Bauern holen. Heublumen sind die Teilchen des Heus, die, weil sie zu klein sind, nicht mehr von der Heugabel erfaßt werden und auf dem Boden der Tenne liegenbleiben. Wenn man die Heublumen siebt, um größere Stengelteile zu entfernen, erhält man eine einwandfreie Ware. Heublumen werden nur äußerlich angewendet.

Inhaltsstoffe und ihre Wirkung: Heublumen enthalten sehr viele Wirkstoffe, denn auf der Wiese wachsen meist die verschiedensten Pflanzen. Das wichtigste Wiesengras ist das Ruchgras; es enthält Cumarin-Glykoside, die beim Welken des Grases durch fermentative Spaltung Cumarin freisetzen. Man kann also das Cumarin als den Hauptwirkstoff ansehen. Sicher ist aber die Wirkung der Heublumen nicht ihm allein zuzuschreiben.

In letzter Zeit hat sich die Wissenschaft mit der Wirkung der Heublumen beschäftigt und folgendes bestätigt: Heublumen, als heißer Heublumensack verwendet, führen zu meßbarer Analgesie (Schmerzlinderung), zur Beruhigung, Entkrampfung, zur besseren Durchblutung und zur Anregung des Gewebestoffwechsels. Auch wird die Elastizität des Bindegewebes verbessert. Dieses Ergebnis rechtfertigt die Anwendung bei den schon genannten Leiden und Beschwerden. Ähnlich wie ein Heublumen-Sack wirkt das Heublumen-Bad.

So wird ein Heublumen-Sack verwendet: Zunächst näht man sich in der Größe der zu behandelnden Stelle einen Sack aus grobem Leinen. Man füllt ihn 5 bis 8 cm dick mit Heublumen, näht ihn zu und übergießt ihn in einem Topf mit siedendem Wasser. Zugedeckt läßt man ihn etwa 15 Minuten ziehen. Es ist wichtig, ihn nach dem Herausnehmen gut auszupressen – zweckmäßigerweise zwischen zwei Brettern. Den ausgepreßten Heublumen-Sack schlägt man in ein Tuch ein und legt ihn auf die zu behandelnde Stelle, wo er mit einem Wolltuch so umwickelt wird, daß er dem Körper fest anliegt. Der Sack sollte eine Temperatur von etwa 40 bis 45° C haben. Der Heublumen-Sack bleibt liegen, solange er warm ist.

So wird ein Heublumen-Bad bereitet: 500 g Heublumen mit 3 Litern Wasser übergießen und zum Sieden erhitzen. Nach halbstündigem Ausziehen abseihen und das Wasser dem Vollbad zusetzen (Badetemperatur etwa 38° C, Badedauer etwa 15 Minuten). Für Sitz-, Fuß-, Hand- oder Armbäder rechnet man für 1 Liter Badewasser 5 gehäufte Eßlöffel Heublumen.

Im Handel erhältlich: Flores Graminis = Heublumen – Heublumen-Badeextrakt, fertige Heublumen-Säckchen.

Holunder

Elderbaum, Flieder, Holler
Sambucus nigra L. – Caprifoliaceae
Sambuci flos (Flores Sambuci) = Holunderblüten

Hilft bei: Erkältungen zur Abwehrsteigerung bei Rheuma und Asthma.

Pflanzensteckbrief: Der Holunder ist ein ästiger Strauch oder kleiner Baum, der 3 bis 7 m hoch wird. Er wächst als Hausbaum in der Nähe bäuerlicher Anwesen und als Unterholz in Wäldern. Kennzeichnend sind die markigen Zweige, an denen gegenständig angeordnet unpaarig gefiederte Blätter sitzen und die warzige, unangenehm riechende Rinde. Die kleinen gelblich-weißen Blüten sind in großen Trugdolden angeordnet. Daraus entwickeln sich die zuerst grünen, dann roten und zur Reifezeit dunkelblauen bis schwarzen, runden Früchte.

<u>Tips für Sammler:</u> Die Blüten werden im Mai und Juni geerntet. Man schneidet die ganzen Blütenstände ab, hängt sie zum Trocknen auf und rebelt danach die Blüten ab. Sie müssen in gut schließenden Gefäßen aufbewahrt werden. Auch die Früchte, aus denen man Marmelade, Mus, Wein oder Saft bereiten kann, sind gesundheitlich wertvoll.

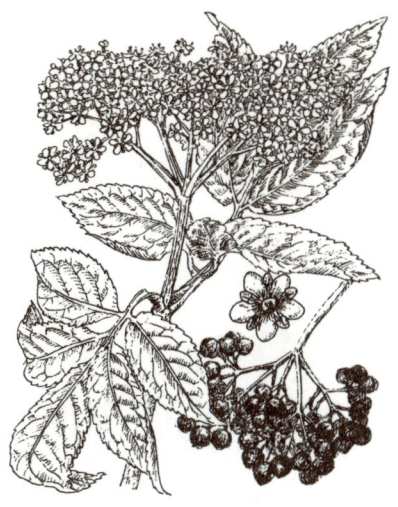

<u>Inhaltsstoffe und ihre Wirkung:</u> Die Wirkung geht auf die Flavonoide, das ätherische Öl, die Gerbstoffe und den Schleim zurück. Man kann eine schweißtreibende Wirkung dann erwarten, wenn man den Tee in größerer Menge und sehr heiß trinkt. Nur warm und schluckweise getrunken, steht die leicht harntreibende Wirkung im Vordergrund. Worauf die Wirkung bei Rheuma zurückzuführen ist, vermag ich nicht zu sagen. Fest steht, daß ein Holunderblüten-Tee von Rheumatikern immer wieder sehr gelobt wird. Angeblich nehmen die Schmerzen ab, und die Intervalle zwischen den »Rheumaanfällen« vergrößern sich merklich, wenn man im Frühjahr und im Herbst eine Teekur über 4 bis 6 Wochen macht, bei der täglich 2 bis 3 Tassen Holun-

derblüten-Tee getrunken werden. Auch eine Mischung mit der gleichen Menge Löwenzahn kann ich empfehlen. – Besonders hervorzuheben ist die Stärkung der körpereigenen Abwehrkräfte durch den Holunder-Tee. Vielleicht ist das auch der Grund, warum den Holunderblüten eine Wirkung bei chronischen Nebenhöhlenkatarrhen (Sinusitis) und auch bei chronischer Bronchitis und kindlichem Asthma zugeschrieben wird.

<u>So wird der Holunderblüten-Tee bereitet:</u> 2 gehäufte Teelöffel Holunderblüten mit $^1/_4$ Liter siedendem Wasser übergießen und 10 Minuten ausziehen. Nach dem Abseihen ist der Tee trinkfertig. Mit Honig gesüßt, wirkt er noch besser. Will man eine Schwitzkur machen, so müssen von diesem Tee $^1/_2$ bis 1 Liter sehr warm getrunken werden.

<u>Im Handel erhältlich:</u> Sambuci flos (Flores Sambuci) = Holunderblüten – Holunderbeerwein, Holunderbeersaft, Mus oder Marmelade.

Hopfen

Bierhopfen, Hopfenzapfen, Hupfen, Hoppen
Humulus lupulus L. – Moraceae
Lupuli strobulus = Hopfenzapfen
= Hopfenblüten

<u>Hilft bei:</u> Nervöser Unruhe, Schlafstörungen, leichten Depressionen und bei Appetitlosigkeit.

<u>Pflanzensteckbrief:</u> Der Hopfen ist eine ausdauernde Kletterpflanze mit rechtswindendem Stengel, der sich wegen der Klimmhaare rauh anfühlt. Die langgestielten, gegenständig angeordneten 3- bis 5lappigen Blätter sind ebenfalls sehr rauh. Für Brauereien wie auch für arzneiliche Verwendungszwecke sind nur die weiblichen Pflanzen von Bedeutung. Sie bilden dichte Blütenstände, die in Scheinähren stehen. Diese »Hopfenzapfen« genannten Blütenstände werden arzneilich genutzt, denn

sie sind mit wirkstoffreichen Lupulindrüsen besetzt.

<u>Tips für Sammler:</u> Nur die Hopfenzapfen aus den Kulturen sind reich an Wirkstoffen. Man kauft sie in der Apotheke. – In Kulturen werden die Zapfen im Spätsommer kurz vor der Vollreife geerntet, damit die Drüsenschuppen nicht abfallen.

<u>Inhaltsstoffe und ihre Wirkung:</u> Bitterstoffe, ätherisches Öl und Gerbstoffe sind die wichtigsten Inhaltsstoffe des Hopfens. Man kennt drei verschiedene Anwendungsbereiche der Pflanze. Für die appetitanregende Wirkung des Hopfens sind die Bitterstoffe verantwortlich. Das ätherische Öl fördert den Schlaf, beruhigt überreizte Nerven und wirkt auch bei leichten Depressionen. Außerdem schreibt man den Hopfenzapfen eine anregende Wirkung auf den Menstruationszyklus zu. Man sollte jedoch in diesem Fall nicht selbst mit Hopfenzapfen therapieren, sondern einen Arzt konsultieren.

<u>So wird Hopfen-Tee bereitet:</u> 2 gehäufte Teelöffel Hopfenzapfen mit $\frac{1}{4}$ Liter lauwarmem Wasser übergießen und nach 5 Stunden abseihen. Man trinkt zur Beruhigung und Entspannung 2mal täglich 1 Tasse, als Schlaftrunk $\frac{1}{2}$ Stunde vor dem Zubettgehen 1 Tasse des Tees mit Honig gesüßt.

Empfehlenswert ist auch die folgende *Teemischung* als Schlaftrunk:

Hopfenzapfen	20,0
Melissenblätter	20,0
Baldrianwurzel	10,0

Zubereitet wird er wie beim Hopfen-Tee beschrieben.

<u>Im Handel erhältlich:</u> Strobuli lupuli = Hopfenzapfen.

Huflattich

Brandlattich, Hitzblätter, Sandblume
Tussilago farfara L. – Asteraceae
Farfarae folium (Folia Farfarae)
= Huflattichblätter

<u>Hilft bei:</u> Reizhusten und chronischer Bronchitis, besonders bei Patienten mit Staublunge und Emphysem.

<u>Pflanzensteckbrief:</u> Huflattich ist über ganz Europa, Nord- und Mittelasien verbreitet. Bei uns findet man ihn auf lehmigem Boden an Wegrändern, Bahndämmen, auf Schutthalden und auf kalkig-tonigen Äckern. Im März – oft jedoch schon im Februar – erblühen die goldgelben Blütensterne, die sich nur bei Sonnenschein öffnen. Die Blüten sind weniger wirksam als die Blätter, die viel später erscheinen.

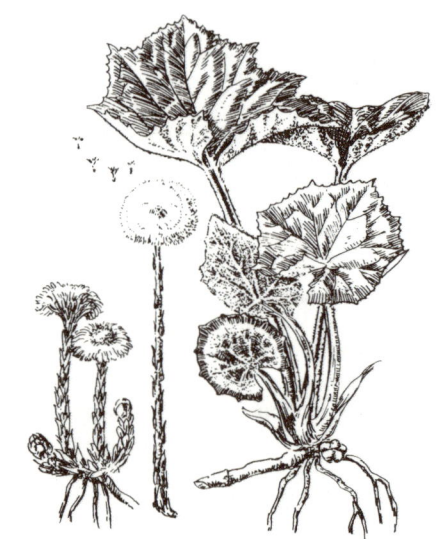

<u>Tips für Sammler:</u> Gesammelt werden die Blätter im Mai, Juni und Juli, wenn sie handtellergroß sind. Die noch frischen Blätter sollten zerschnitten, dann erst getrocknet werden. Huflattich ist ein altbewährtes Hustenmittel, besonders bei chronischem Husten. Nach mo-

dernen medizinischen Erkenntnissen wird er hauptsächlich bei Staublunge und Emphysem angewendet. Da man die genannten Krankheiten nicht ausheilen kann, kommt den Linderungsmitteln hier eine besondere Bedeutung zu. Quälende Hustenanfälle, besonders die am Morgen, müssen gedämpft werden. Dadurch bessert sich das subjektive Befinden der Patienten und man verhindert, daß eine auch nur geringfügige körperliche Belastung wie das Aufstehen die Atemorgane reizt. Dr. Weiß empfiehlt: Huflattich-Tee am Abend mit viel Honig zubereiten, in der Thermosflasche (abgeseiht) neben das Bett stellen und vor dem Aufstehen trinken.

<u>Inhaltsstoffe und ihre Wirkung:</u> Der Pflanzenschleim, wesentlichster Inhaltsstoff des Huflattichs, wird durch den Gehalt an Bitterstoffen in seiner Wirksamkeit wesentlich unterstützt. Bitterstoffe wirken tonisierend (= stärkend). Das Allgemeinbefinden des Patienten bessert sich.

<u>So wird Huflattich-Tee bereitet:</u> 2 Teelöffel geschnittene Huflattichblätter mit 1 Tasse heißem Wasser überbrühen und nach etwa 10 Minuten abseihen.

Bei Husten ist stets zu bedenken, daß er nie die eigentliche Krankheit, sondern nur ein quälendes Symptom ist. Jeder Husten, der mit Fieber, Nachtschweiß oder einem roten Auswurf (Blut) verbunden ist oder länger als 2 Wochen dauert, muß unbedingt vom Arzt behandelt werden.

<u>Im Handel erhältlich:</u> Farfarae folium (Folia Farfarae) = Huflattichblätter – Huflattichsaft.

Was hilft noch bei: Husten.
In der Wirkung dem Huflattich ähnlich sind **Isländisches Moos** *(Cetraria islandica [L.] Ach.),* **Eibisch** *(Althaea officinalis)* und **Malve** *(Malva silvestris),* die auch in verschiedenen Hustenmitteln – vor allem in Hustentees – zu finden sind.

Johanniskraut

Hartheu, Wundkraut, Jesuwundenkraut
Hypericum perforatum L. – Hypericaceae
Hyperici herba (Herba Hyperici) =Johanniskraut

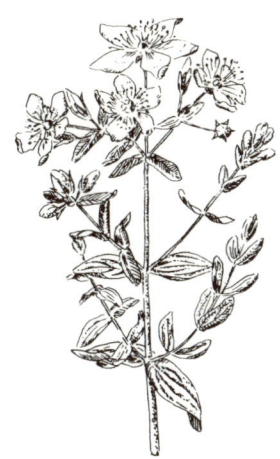

<u>Hilft bei:</u> Depressiven Zuständen und leichten Magen-, Darm- und Gallebeschwerden; auch zur Wundbehandlung geeignet.

<u>Pflanzensteckbrief:</u> Johanniskraut wächst an sonnigen Hügeln und Hängen, auf trockenen Wiesen, auch an Weg- und Waldrändern.

<u>Tips für Sammler:</u> Johanniskraut besitzt außergewöhnliche Merkmale, die auch der sicheren Bestimmung dieser Heilpflanze dienen: Es hat einen zweikantigen Stengel, der im Pflanzenreich selten vorkommt; Kräuter besitzen meist runde oder vierkantige Stengel, doch zweikantige, die wie zusammengedrückt aussehen, sind selten. Hält man die kleinen Blätter gegen das Licht, entdeckt man darin helle kleine Punkte, die den Eindruck erwecken, die Pflanze sei durchlöchert. Es handelt sich hier um Sekretbehälter mit einer hellen Flüssigkeit, die aus ätherischem Öl und Harz besteht. Die gelben Blüten des Johanniskrautes verfärben sich blutrot, wenn man sie zwischen den Fingern zerreibt.

Gesammelt werden alle oberirdischen Triebe zur Blütezeit um Johanni (24. Juni). Man bündelt das gesammelte Kraut und hängt es zum Trocknen an einen luftigen Ort.

<u>Inhaltsstoffe und ihre Wirkung:</u> Im Johanniskraut hat man ätherisches Öl, Harze, Flavonoide und nur wenig Gerbstoff gefunden. Der wichtigste Inhaltsstoff ist das Hypericin, das auch Hypericumrot genannt wird. Alle Inhaltsstoffe zusammen regen die Drüsen der Verdauungsorgane (auch der Leber und Galle) an und stärken den Kreislauf. Das Hypericin übt im Zusammenspiel mit den anderen Inhaltsstoffen eine leicht beruhigende Wirkung aus. Darüber hinaus hat es eine günstige Wirkung auf depressive Zustände – nach der Behandlung mit Johanniskraut ist eine deutliche Aufhellung der Stimmung zu erkennen. Man kann es deshalb als ein pflanzliches Antidepressivum bezeichnen. Zwar wirkt es nicht so stark, daß man mit ihm die echten, schwer verlaufenden, »endogenen« Depressionen behandeln könnte. Bei symptomatischen und reaktiven Depressionen jedoch kann das Johanniskraut die chemischen Antidepressiva weitgehend ersetzen. Auch bei der vegetativen Dystonie kann man das Johanniskraut als begleitendes Mittel einsetzen. In solchen Fällen sollte jedoch der Arzt konsultiert werden. Interessant ist, daß man auch das Bettnässen mit Hilfe von Johanniskraut in den Griff bekommen kann; verständlich – denn das Bettnässen hat sehr oft seelische Ursachen.

Äußerlich wird Johanniskrautöl erfolgreich als Einreibung bei Rheuma und Hexenschuß verwendet. Es fördert auch die Wundheilung und lindert Schmerzen. Deshalb behandelt man Verrenkungen, Verstauchungen, Blutergüsse und schlecht heilende Wunden mit Umschlägen eines in Johanniskrautöl getränkten Mulläppchens.

Innerlich gebraucht man Johanniskrautöl als leicht galletreibendes Mittel und zur Beruhigung des nervösen Magens. 2- bis 3mal täglich 1 Teelöffel Johanniskrautöl reicht aus (eventuell kurmäßig über längere Zeit nehmen). Wird das Johanniskrautöl bei depressiven Verstimmungen verordnet, ist in jedem Fall eine längere Kur erforderlich. Die wohltuende Wirkung sezt erst nach 2 bis 3 Wochen ein und wird zunehmend stärker.

Nachdem wissenschaftliche Arbeiten die antidepressive Wirkung des Johanniskrautes bestätigt haben, verordnen immer mehr Ärzte diese Droge, vor allem auch deshalb, weil die Gefahr der Gewöhnung an dieses Heilmittel nicht gegeben ist.

Eine Teekur ist der Kur mit Johanniskrautöl vorzuziehen, weil der Gehalt an Wirkstoffen im Tee größer ist.

<u>So wird Johanniskraut-Tee bereitet:</u> 2 Teelöffel der getrockneten und zerschnittenen Droge mit 1 großen Tasse Wasser übergießen, bis zum Sieden erhitzen und nach wenigen Minuten abseihen. Diesen Tee sollte man – in Form einer Teekur – mindestens 2- bis 3mal täglich viele Wochen lang trinken. Schädliche Nebenwirkungen sind nicht zu befürchten. Man sollte lediglich wissen, daß man während der Kur die pralle Sonne meiden muß. Johanniskraut macht lichtempfindlich.

<u>Im Handel erhältlich:</u> Hyperici herba (Herba Hyperici) = Johanniskraut – Hyperici oleum (Oleum Hyperici) = Johanniskrautöl – Johanniskrautsaft.

Kamille

Feldkamille, Mägdeblume, Mueterchrut
Chamomilla recutita (L.) Raeuschert (Matricaria chamomilla L.) – Asteraceae
Matricariae flos (Flores Chamomillae)
= Kamillenblüten

<u>Hilft bei:</u> Entzündung verschiedenster Art, vor allen Dingen Schleimhautentzündungen, bei schlecht heilenden Wunden, Magen- und Darmbeschwerden, Blähungen und Krämpfen.

Die besten einheimischen Heilpflanzen

Pflanzensteckbrief: Die Kamille ist ein anspruchsloses Gewächs. Sie ist weder auf besondere Bodenarten angewiesen, noch bevorzugt sie bestimmte Höhenlagen. In fast ganz Europa und weiten Teilen Asiens ist sie verbreitet, auch in Nordamerika und Australien kann man sie finden. Bei uns kommt sie an Wegrändern, auf Äckern, Getreidefeldern und Brachland vor. Für Landwirte ist sie ein lästiges Unkraut, weil sie den Kulturpflanzen Nährstoffe und Wasser entzieht, deren Wachstum behindert und außerdem schwer auszurotten ist. Erfahrene Kamillensammler sagen, daß die Kamille am besten wächst, wo sie am meisten »getreten« wird. Tatsächlich wächst sie an Feldrainen und Wegen besonders üppig. Die Früchte fallen frühzeitig zu Boden, wenn man beim Vorbeigehen die Pflanze streift. Sie keimen bald und können noch vor Einbruch des Frostes kräftige Jungpflanzen ausbilden. – Die Kamille gehört zur Familie der Körbchenblütler. Aus einer kurzen Wurzel treiben 20 bis 50 cm lange Stengel, an denen zwei- bis dreifach fiederteilige Blätter sitzen. Die Blütenköpfchen stehen einzeln an den Enden der verzweigten Sproßspitzen. Das Blütenköpfchen besteht aus einem Kranz weißer Strahlenblüten und etwa 400 bis 500 gelben, röhrenförmigen Scheibenblüten. Die Früchte sind sehr klein – etwa 20 000 Früchte wiegen nur ein Gramm.

Tips für Sammler: Verwendet werden in erster Linie die Blütenköpfchen, deren Qualität in besonders großem Maße vom Zeitpunkt des Sammelns und der Art des Trocknens abhängt. Am besten sammelt man sie 3 bis 5 Tage nach dem Aufblühen, weil die Wirkstoffe zu diesem Zeitpunkt am stärksten ausgebildet sind. Das Trocknen sollte bei mäßiger Temperatur auf luftigen Darren erfolgen. Für Badezwecke kann man zur Blütezeit auch das ganze Kraut sammeln; es wird gebündelt an einem luftigen Ort zum Trocknen aufgehängt.

Inhaltsstoffe und ihre Wirkung: Kamille ist ein altes Hausmittel, man findet sie heute noch in den meisten Hausapotheken, weil (wie man immer wieder hört) diese Heilpflanze »gegen alles« hilft. Eine solche Überschätzung ihrer Wirkung kann einer Heilpflanze nur schaden; »Gegen alles« kann sie nicht helfen. Richtig ist, daß die Kamille drei wichtige Eigenschaften besitzt: sie wirkt entzündungshemmend, krampfstillend und karminativ (entblähend).

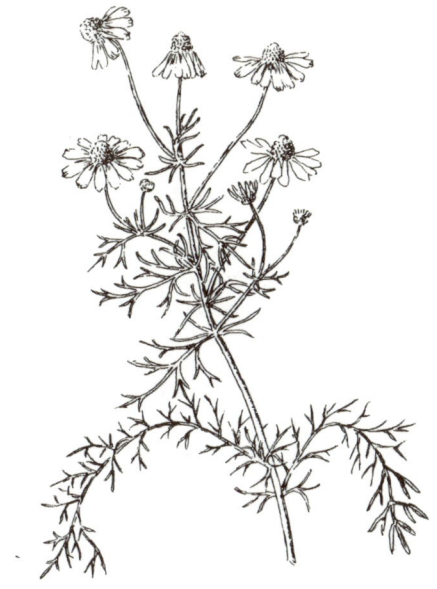

Neuere Forschungen (Privat-Dozent Kienholz, Universität Gießen) haben ergeben, daß die Kamille in der Lage ist, Bakteriengifte unschädlich zu machen, so daß bei Infektionskrankheiten – beispielsweise durch Staphylokokken und Streptokokken verursacht – die Bakteriengifte »entschärft« werden. Das erklärt, warum Kamillen-Tee bei Infektionskrankheiten allgemein eine positive Wirkung hat und weshalb Kamillendämpfe bei Erkrankungen der Bronchien und der Nasennebenhöhlen wirksam sind.

Der wichtigste Bestandteil der Kamille ist das ätherische Öl. Kamillenblüten sollten nicht älter als ein Jahr sein; bei der Lagerung verlieren sie nämlich rasch das kompliziert zusammengesetzte ätherische Öl. Das sogenannte Cham-Azulen und das L-Bisabolol sind die wichtigsten Bestandteile, die entzündungshemmend wirken. Flavonglykosiden schreibt man die krampflösende Wirkung zu; das Zusammenspiel aller Wirkstoffe bewirkt den karminativen Effekt.

Innerlich kann man die Pflanze erfolgreich anwenden bei akuten Magenbeschwerden. Sie bringt rasch Linderung, beruhigt den Magen. Nach kurzer Behandlung ist die akute Magenverstimmung beseitigt. Bei chronischen Entzündungszuständen der Magenschleimhaut, sogar bei Magengeschwüren, ist eine Kamillentee-Kur ebenfalls zu empfehlen: 3mal täglich auf leeren Magen 1 Tasse ungesüßten Kamillen-Tee trinken.

Bei Magenbeschwerden, denen vermutlich ein Galleleiden zugrunde liegt, empfiehlt es sich, den Kamillen-Tee mit Pfefferminze und Melisse zu gleichen Teilen zu mischen (Zubereitung wie Kamillen-Tee). Sind die Magenbeschwerden teilweise oder überwiegend nervöser Art, ist die Kombination Kamille und Melisse im Verhältnis 1:1 am günstigsten (Zubereitung wie Kamillen-Tee).

So wird Kamillen-Tee bereitet: 1 bis 2 gehäufte Teelöffel Kamillenblüten mit 1 Tasse heißem Wasser überbrühen und nach 10 Minuten abseihen. Man sollte Kamillen-Tee warm trinken.

Äußerlich wird die Kamille wegen ihrer entzündungshemmenden Eigenschaften bei schlecht heilenden Wunden angewendet. Bäder in Kamillen-Tee oder feuchte Umschläge auf Wunden haben sich ebenso bewährt wie Spülungen bei entzündeter Mund- und Rachenschleimhaut. Eine Anwendung am Auge ist nicht zu empfehlen.

Entzündungen und Reizerscheinungen im Anal- und Vaginalbereich werden durch Spülungen mit Kamillen-Tee und Kamillen-Dampfbäder günstig beeinflußt. Auch zur Behandlung von chronischem Schnupfen, akuten und chronischen Schleimhautentzündungen der Nase und des Rachenraums, aber auch bei Entzündungen der Nebenhöhlen sind Kamillen-Dampfbäder sehr geeignet.

Ein eindringliches Wort noch zum Schluß: Die Kamille gehört zu den Heilmitteln, die man nicht überdosieren und ständig gebrauchen darf! Unangenehme Nebenwirkungen wie Schwindel, Bindehautentzündungen, nervöse Unruhe können die Folge sein.

So wird ein Kamillen-Dampfbad bereitet: Eine kleine Handvoll Kamillenblüten in einem Gefäß mit 1 Liter siedendem Wasser übergießen; 5 bis 10 Minuten atmet man, Kopf und Gefäß mit einem großen Tuch abgedeckt, die heißen Kamillendämpfe ein.

Auch Dampf-Sitzbäder zur Behandlung entzündeter Hämorrhoiden oder einer entzündeten Vaginalschleimhaut (Schleimhaut der Scheide) sind zu empfehlen.

Bei einem Dampfbad für diesen Anwendungsbereich – dosiert wie oben beschrieben – wird zweckmäßigerweise ein großes Gefäß verwendet, das eine gute Standfestigkeit besitzt (zum Beispiel ein Eimer).

Im Handel erhältlich: Matricariae flos (Flores Chamomillae) = Kamillenblüten – verschiedene Extrakte, Badezusätze und Salben.

Kümmel

Wiesenkümmel, Köm, Kümmich
Carum carvi L. – Apiaceae
Carvi fructus (Fructus Carvi)
= Kümmel(früchte)

Hilft bei: Blähungen, Magen-, Darm- und Gallebeschwerden.

Pflanzensteckbrief: Obgleich diese Heilpflanze in ganz Europa, in West- und Mittelasien wild wächst, stammt doch fast aller Kümmel, der als Droge arzneilich oder als Gewürz verwendet wird, aus Kulturen. Zweifellos ist die Qualität auf diese Weise einheitlicher und das Aroma reiner. Der Kümmel ist mit einer spindelförmigen Wurzel im Erdreich verankert.

Die besten einheimischen Heilpflanzen

Der aufrechte, stark verästelte Stengel kann bis zu 1 m hoch werden. Er ist kantig und gefurcht, trägt doppelfiederteilige Blätter, die gelegentlich rot gefärbt sind. Die Dolden besitzen 7 bis 10 Hauptstrahlen.

Inhaltsstoffe und ihre Wirkung: Der Wirkstoff des Kümmels ist ätherisches Öl; es besteht aus Limonen, Carveol, Dihydrocarveol und anderen Bestandteilen, außerdem bis zu 60% aus Carvon. Kümmel ist das wirksamste und beste pflanzliche Karminativum, das wir kennen. Ausführliche Informationen über den Kümmel stehen unter Anis auf Seite 13.

Lavendel

Narden, Speik, Zöpfli
*Lavandula angustifolia Miller –
Laminaceae
Lavandulae flos (Flores Lavandulae)*
= Lavendelblüten

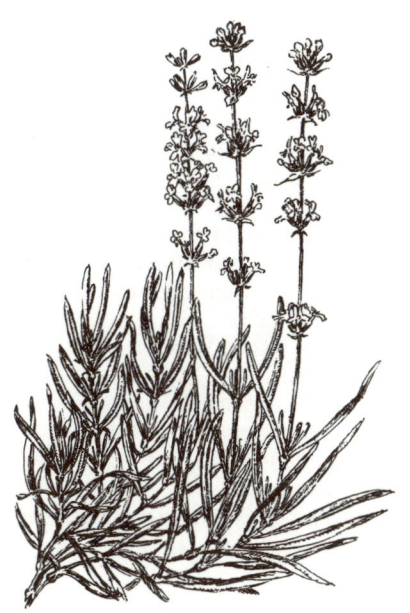

Hilft bei: Nervosität in Verbindung mit Hopfen, Baldrian oder Melisse.

Pflanzensteckbrief: Im Mittelmeerraum beheimatet, wird die Lavendelstaude auch nördlich der Alpen in Gärten und Kulturen angebaut. Die hellblauen, angenehm duftenden Blüten, die wir als Droge verwenden, stammen aus Kulturen.

Inhaltsstoffe und ihre Wirkung: Hauptwirkstoff ist das ätherische Öl, dessen Bestandteile zu einer Beruhigung des zentralen Nervensystems führen. Der Gehalt an Kumarinen verstärkt diese Wirkung noch. Dennoch wird Lavendelblüten-Tee selten alleine verwendet. Meist sind die duftenden Blüten in Teemischungen enthalten, die bei sogenannter vegetativer Dystonie (Abgespanntsein, Erschöpfung, Unruhe, Schlafstörungen) angewendet werden. Erwähnenswert ist außerdem das Lavendel-Bad, das Hypotonikern (Menschen mit zu niederem Blutdruck) Hilfe bringt.

So wird das Lavendel-Bad bereitet: 50 bis 60 g Lavendelblüten mit 1 Liter Wasser übergießen, zum Sieden erhitzen. 10 Minuten ziehen lassen, abseihen und die Flüssigkeit dem Vollbad beigeben.

Im Handel erhältlich: Lavandulae flos (Flores Lavandulae) = Lavendelblüten – Lavendelbadeöl – Lavendelspiritus.

Lein

Flachs, Haarlinse
*Linum usitatissimum L. var. macrospermum –
Linaceae
Lini semen (Semen Lini)* = Leinsamen

Hilft bei: Leichter Stuhlverstopfung, Magenschleimhautentzündung, als Gurgel- und Spülmittel bei Entzündungen in Mund und Rachen, als Leinsamensäckchen zum Erweichen und Aufziehen von Geschwüren.

Pflanzensteckbrief: Auf zierlichen Stengeln, die mit vielen schmallanzettlichen, wechselständig angeordneten Blättern besetzt sind, entwickeln sich endständig die fünfzähligen, himmelblauen Blüten, die im Juni und Juli erblühen. Aus der fünffächrigen Kapselfrucht gewinnt man die flachgedrückten, eiförmigen, glänzenden, bräunlichen Samen.

Tips für Sammler: Wildwachsend kommt der Lein bei uns nicht vor. Als Nutzpflanze wird er nachweislich seit der jüngeren Steinzeit gezogen und dürfte von der im Mittelmeerraum heimischen *Linum bienne Miller (Linum angustifolium Huds.)* abstammen.

Inhaltsstoffe und ihre Wirkung: Der Leinsamen ist in letzter Zeit wieder sehr beliebt. All denen, die an chronischer Verstopfung leiden, wird empfohlen, von ständigem Gebrauch stärkerer Abführmittel abzusehen und den Darm auf andere, bessere Weise »zur Pünktlichkeit« zu erziehen – mit Hilfe von Leinsamen.

Aufgrund seiner Inhaltsstoffe – fettes Öl, Schleim und das Glykosid Linamarin – ist Leinsamen ein mildes, aber wirksames Laxans (Abführmittel). Infolge des Quellvermögens von Leinsamen wird das Volumen des Darminhalts größer, wodurch es zu einer Dehnung des Darms kommt. Dieser Dehnungsreiz wiederum fördert die Darmbewegung (Peristaltik). Bei Verwendung von frisch gemahlenem Leinsamen wird auch das fette Öl in den Prozeß eingeschaltet; als Gleitmittel wirkt es zusätzlich leicht abführend. Das Linamarin, ein Blausäure-Glykosid, wird im Darm fermentativ gespalten (Blausäure ist dann aber in einer so geringen Menge vorhanden, daß sie keinerlei Schaden anrichten kann). Wie immer in der Natur, gilt auch hier: Große Mengen können vergiften, kleine Mengen aber heilen.

Leinsamen hat noch weitere Vorzüge. Als Aufguß bewährt er sich wegen seines Schleimgehaltes auch als Gurgelmittel bei Halsschmerzen und Entzündungen der Mundschleimhaut, lauwarm getrunken bei Reizhusten, Heiserkeit und auch bei entzündlichen Prozessen der Magenschleimhaut. Der Schleim legt sich wie ein schützender Film über die entzündete, daher schmerzende Schleimhaut.

Und schließlich bewährt sich Leinsamen immer wieder als Breiumschlag zur Schmerzlinderung und zum Erweichen von Furunkeln und Geschwüren.

Als Abführmittel nimmt man den Leinsamen zerquetscht oder grob gemahlen. Das vorherige Einweichen ist unzweckmäßig, da die Leinsamen erst im Darm aufquellen sollten. Vermischt man den Leinsamen mit Fruchtmus oder süßt ihn mit Honig, verstärkt sich die Wirkung. Auch der Zusatz von Milchzucker hat sich hier zur Wirkungssteigerung bewährt. Morgens und abends müssen je zwei Eßlöffel Leinsamen genommen werden. Eine Stuhlentleerung erfolgt mit Sicherheit, in der Regel jedoch nicht sofort – aber sie erfolgt bestimmt; es bedarf nur der Geduld. Wenn es sich um eine chronische Verstopfung handelt, vergehen mitunter zwei bis drei Tage, bis sich der Erfolg einstellt.

So wird Leinsamen-Tee (Leinsamen-Aufguß) bereitet: 1 Teelöffel ganzer Leinsamen mit 1 Tasse kaltem Wasser übergießen und unter gelegentlichem Umrühren 20 Minuten stehen lassen, die Flüssigkeit abgießen und zur Verwendung als Gurgel- oder Spülmittel leicht erwärmen. Getrunken wird der Leinsamen-Aufguß lauwarm.

So wird ein Leinsamen-Breiumschlag gemacht: Man gibt den Leinsamen in ein Säckchen aus Mull, das man 10 Minuten in heißes Wasser hängt. Danach legt man es heiß auf die erkrankte Stelle.

Worauf die lindernde Wirkung eines Breiumschlages bei Leberschwellungen zurückzuführen ist, kann ich nicht erklären – fest steht nur, daß eine Linderung eintritt.

Im Handel erhältlich: Lini semen (Semen Lini) = Leinsamen – ganz, grob oder fein gemahlen. In der Apotheke wird Leinsamen unmittelbar vor der Abgabe frisch gemahlen.

Linde

Bastbaum
Tilia cordata Miller (Winterlinde) und *Tilia platyphyllos Scopoli* (Sommerlinde) – *Tiliaceae*
Tiliae flos (Flores Tiliae) = Lindenblüten

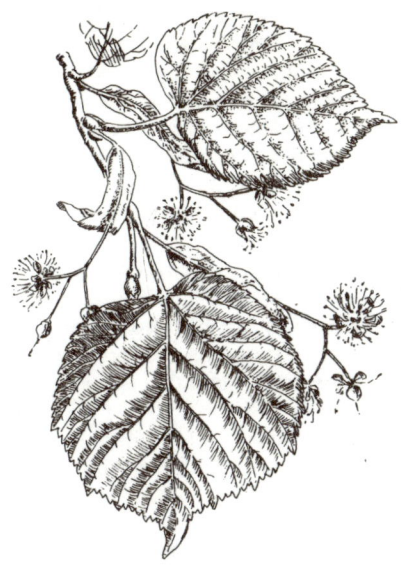

<u>Hilft bei:</u> Erkältungen, grippalen Infekten und Rheuma; als Schwitztee und zur Steigerung der Abwehrkräfte des Körpers.

<u>Pflanzensteckbrief:</u> Auch heute kennt noch jeder den Lindenbaum. Daß es aber zwei Lindenarten bei uns gibt, wissen nur wenige. *Tilia cordata* ist die **Winterlinde,** *Tilia platyphyllos* die **Sommerlinde.** Die Winterlinde hat kleinere Blätter und reichhaltigere Blütenstände als die Sommerlinde, sie blüht etwa 14 Tage später und ist häufiger.

<u>Tips für Sammler:</u> Lindenblüten, bestehend aus den ganzen Blütenständen einschließlich des unverwechselbaren pergamentartigen Hochblattes, sammelt man von beiden Bäumen. Wichtig ist, daß die Lindenblüten einen Tag, längstens vier Tage nach dem Aufblühen

gesammelt werden, weil zu diesem Zeitpunkt der Gehalt an Wirkstoffen am größten ist. Getrocknet werden die Lindenblüten auf luftigen Darren. Das Trocknen darf nicht zu lange dauern, die Temperatur dabei nicht zu hoch sein – maximal 45° C. Lindenblüten sind sehr empfindlich. Sie müssen nach dem Trocknen und Zerschneiden in luftdicht verschlossenen Behältern aufbewahrt werden. Schon die geringste Feuchtigkeit bei der Lagerung zerstört den aromatischen Duft und mindert ihre Wirksamkeit.

<u>Inhaltsstoffe und ihre Wirkung:</u> Den angenehmen Duft bewirken geringe Mengen eines ätherischen Öls, die Wirkung der Heilpflanze jedoch ist auf die Flavonoide zurückzuführen. Auch der Schleimgehalt ist von Bedeutung. Bekannt war zu allen Zeiten die schweißtreibende Wirkung des Lindenblüten-Tees, vor allem bei Erkältungskrankheiten, die mit einer Schwitzkur behandelt werden sollten. Darüber hinaus aktiviert Lindenblüten-Tee die Abwehrkräfte des Körpers, so daß Erkältungskrankheiten, die mit Fieber einhergehen, durch die Behandlung mit Lindenblüten-Tee schneller überwunden werden. In besonderem Maße trifft das bei Kindern zu. In einer Kinderklinik in Chicago stellten die Ärzte Traismann und Hardy bei einer Versuchsreihe fest, daß sich durch Aspirin zusammen mit Lindenblüten-Tee meist der Einsatz von Sulfonamiden oder Penicillin erübrigt. Die kleinen Patienten, die mit Lindenblüten-Tee und Aspirin behandelt wurden, gesundeten schneller – und ohne Komplikationen – als die Kinder, die Sulfonamide oder Antibiotika bekommen hatten.

Lindenblüten-Tee kann auch als hervorragendes Prophylaktikum (Vorbeugungsmittel) eingesetzt werden. Die Erfahrung hat gezeigt: Wer in der kalten Jahreszeit durchgefroren nach Hause kommt, lange mit nassen Füßen herumlief oder erhitzt in zugiger Umgebung warten mußte, kann ziemlich sicher sein, am nächsten Tag Schnupfen oder gar eine fiebrige Erkältung zu haben. Trinkt man jedoch, zu

Hause angekommen, eine Tasse Lindenblüten-Tee, und drei bis vier Stunden später eine zweite, ist die Chance groß, nicht zu erkranken. Es ist deshalb empfehlenswert, in Zeiten besonderer Ansteckungsgefahr regelmäßig Lindenblüten-Tee zu trinken. Er duftet anregend und schmeckt ausgezeichnet.

So wird Lindenblüten-Tee bereitet: Zum Schwitzen »braut« man den Tee ein wenig stärker als gewöhnlich: 2 bis 3 Teelöffel Lindenblüten mit ¼ Liter sprudelndem Wasser übergießen und nach 10 Minuten abseihen. Der Tee muß sehr heiß getrunken werden. Zur Vorbeugung oder als Haustee genügen 1 bis 2 Teelöffel Blüten pro Tasse.

Im Handel erhältlich: Tiliae flos (Flores Tiliae) = Lindenblüten.

Löwenzahn

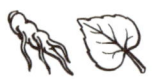

Pusteblume, Schmalzblümlein, Märzenbusch
Taraxacum officinale Weber – Asteraceae
Taraxaci radix (cum herba), Radix Taraxaci
(cum herba) = Löwenzahnwurzel (mit Kraut)

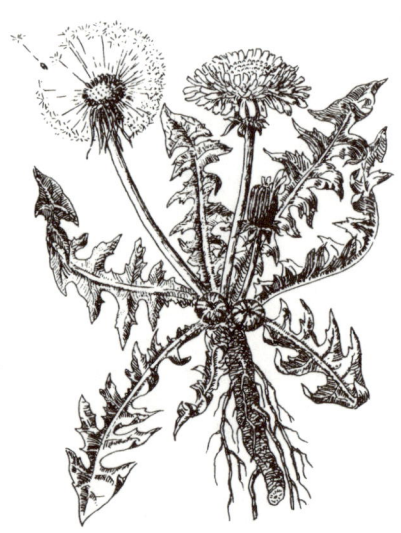

Hilft bei: Chronischem Rheuma, chronischen Galleerkrankungen, auch bei Gallen- und Nierensteinen, aktiviert den Zellstoffwechsel und eignet sich somit hervorragend zu einer Frühjahrskur.

Pflanzensteckbrief: Löwenzahn ist robust, anpassungsfähig und anspruchslos im Hinblick auf den Boden, auf dem er wächst. Er ist mittlerweile auf allen Kontinenten zu finden. Seine kräftige Pfahlwurzel, mit der er 10 bis 30 cm tief im Boden verankert ist, macht ein Ausrotten schier unmöglich. Die rosettenartig angeordneten Blätter des Löwenzahns sind verschieden tief gesägt oder gespalten, lanzettenförmig und 5 bis 25 cm lang. Die gelben Blüten sitzen in Köpfchen angeordnet auf einem hohlem Stengel.

Tips für Sammler: Löwenzahn sollte man im April und Mai sammeln und aufbereiten. Die Pfahlwurzel wird aus dem Boden gestochen und halbiert. Zusammen mit den Blättern wird sie getrocknet und dann geschnitten aufbewahrt. Der Löwenzahn ist für mich eine der besten Heilpflanzen, die es gibt.

Dr. Wallnöfer beschreibt die Wirkung des Löwenzahns folgendermaßen: »Der Löwenzahn regt die Ausscheidung an. Das gilt für die Arbeit der Leberzellen ebenso wie für die Nieren.«

Inhaltsstoffe und ihre Wirkung: Besonders gut geeignet ist der Löwenzahn für eine Frühjahrskur. Die medizinische Erklärung hierfür: Leber und Niere arbeiten verstärkt, die Ausscheidung ist aktiviert. Für die Frühjahrskur bieten sich die frischen Blätter, die überall »vor der Tür« wachsen, geradezu an. Man kann sie als Salat anrichten, gehackt aufs Brot streuen, allen Quark- und Weichkäsespeisen, jeder Suppe und jedem Eintopfgericht beigeben. Nach Meinung des Arztes ist jedoch eine Kur dieser Art nicht ausreichend; er rät zu einer intensiveren Behandlung mit frischem Löwenzahnsaft, der fertig in der Apotheke zu kaufen ist, den man mit Hilfe eines Entsafters aber auch leicht selber aus Blättern und Wurzeln bereiten kann. Er empfiehlt auch eine

Die besten einheimischen Heilpflanzen

Teekur aus Löwenzahnwurzeln mitsamt dem Kraut.

Welche Wirkstoffe besitzt der Löwenzahn? Zunächst einmal sind die Vitamine zu nennen (vor allem Vitamin C und B_2), außerdem verschiedene Mineralien und Spurenelemente, die der Körper notwendig braucht. Hinzu kommen Bitterstoffe, die den Magen und auch die anderen Verdauungsorgane stärken, und die Flavonoide. Die Wirkung aller Inhaltsstoffe des Löwenzahn sind als Stimulans für den gesamten Zellstoffwechsel zu betrachten.

Das Bindegewebe spielt in unserem Organismus eine wichtige Rolle. Eine Heilpflanze, die so günstig darauf einzuwirken vermag wie der Löwenzahn, ist selten und darum außergewöhnlich nützlich. Bei rheumatischen Erkrankungen zeichnet er sich besonders durch seine positive Wirkung auf das Bindegewebe aus.

So wird Löwenzahn-Tee bereitet: 1 bis 2 Teelöffel der geschnittenen Droge mit 1 Tasse Wasser übergießen; zum Sieden erhitzen und 1 Minute später vom Herd nehmen, 10 Minuten ziehen lassen und dann abseihen. Für eine Frühjahrskur, die garantiert wirkt und auch Rheumatikern nützt, trinken Sie täglich 4 bis 8 Wochen lang morgens und abends 1 Tasse Tee. Verwendet man zusätzlich frische Löwenzahnblätter, gleichgültig in welcher Form, wird die Wirkung entscheidend gesteigert. Darüber hinaus lassen sich mit Löwenzahn auch ausgesprochene Krankheitsdispositionen behandeln: Neuere Forschungsergebnisse haben gezeigt, daß man mit seiner Hilfe auch die Bildung von Gallensteinen beeinflussen kann. Bei vielen Menschen kommt es immer wieder zur Gallensteinbildung, die durch eine Löwenzahnkur verhindert werden kann. Auflösung oder Beseitigung vorhandener Steine jedoch ist nicht möglich, wohl aber eine Beruhigung der Steingalle im Sinne einer Verhinderung von Gallenkoliken. Der Grund hierfür ist in der Wirkung der Heilpflanze auf den Zellstoffwechsel zu suchen. Gallekranke sollten im Frühjahr und im Herbst 6 bis 8 Wochen lang eine Teekur mit Löwenzahn machen (Dosierung wie bei der Frühjahrskur). Da die Mariendistel (→ Seite 40) ebenfalls ein ausgezeichnetes Leber- und Gallemittel ist, kann man die Kur auch mit einer *Teemischung* durchführen.

Löwenzahnwurzel mit Kraut
Mariendistelfrüchte $\overline{aa}$ ad 50,0

So wird die Teemischung bereitet: 1 gehäuften Teelöffel der Mischung mit 1 Tasse Wasser übergießen, zum Sieden erhitzen, 20 Minuten ziehen lassen und abseihen. 4 bis 8 Wochen täglich 3 Tassen trinken.

Da Löwenzahn keine Nebenwirkungen hat, ist die notwendigerweise lange Kur völlig ungefährlich.

Der Löwenzahn wirkt leicht und schonend diuretisch (harntreibend). Der Volksmund beschreibt dies drastisch, wenn er den Löwenzahn »Bettseicher« oder – jenseits des Rheins – »Pisse en lit« nennt.

Er bietet sich auch zum Austreiben von Nierensteinen an. Der *Wasserstoß* wurde von Dr. Weiß aufgrund praktischer Erfahrung empfohlen.

So wird der Wasserstoß bereitet: 2 Eßlöffel der Droge mit ½ Liter Wasser übergießen, zum Sieden erhitzen und nach 20 Minuten abseihen. Die Flüssigkeit wird mit Wasser auf 1½ Liter verdünnt. Diese Teemenge muß innerhalb von 15 bis 20 Minuten getrunken werden.

Chronisches Rheuma und chronisch degenerative Erkrankungen der Gelenke lassen sich medikamentös nicht befriedigend behandeln. Sie müssen »in konzertierter Aktion« angegangen werden, wobei pflanzliche Heilmittel, besonders der Löwenzahn, eine wichtige Rolle spielen.

Im Handel erhältlich: Taraxaci radix cum herba (Radix Taraxaci cum Herba) = Löwenzahnwurzel mit Kraut – Löwenzahnsaft.

Mariendistel

Kardendistel, Stechkraut
Silybum marianum (L.) Gaertn. (auch *Carduus marianus L.* genannt) – *Asteraceae*
Silybi mariae fructus (Fructus Cardui Mariae)
= Mariendistelfrüchte (Stechkörner)

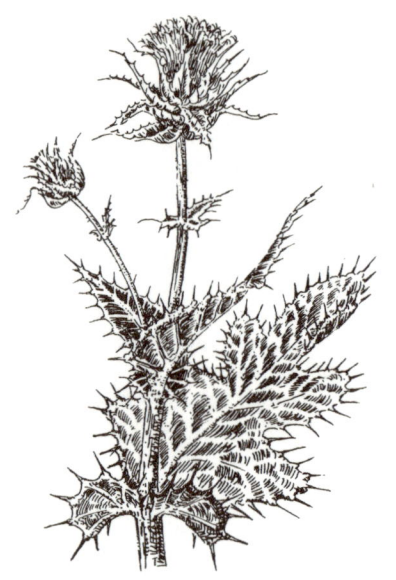

Hilft bei: Leberschäden verschiedenster Art und Ursache.

Pflanzensteckbrief: Die Heimat der Mariendistel ist das Mittelmeergebiet. Bei uns ist sie schon seit langem in Gärten und deshalb auch verwildert zu finden. Sie wird vornehmlich in Nordafrika und Südamerika angepflanzt.
Diese wunderschöne Distel mit ihren purpurroten Röhrenblüten und den großen, grünweiß marmorierten Blättern läßt sich auch als Zierpflanze bei uns im Garten heranziehen.
Die glänzenden, hartschaligen, schwarzen oder dunkelbraunen Früchte, die sich aus dem befruchteten Blütenstand entwickeln, werden arzneilich verwendet.

Inhaltsstoffe und ihre Wirkung: Die Inhaltsstoffe können die Leber schützen und wirken regenerierend bei der gerade heute so weit verbreiteten Fettleber. Leberschäden sind sehr häufig. Die akute Hepatitis (ansteckende Leberentzündung), die meist mit Gelbsucht einhergeht, befällt die Menschen wie eine Epidemie. Sie hinterläßt oft schwere Dauerschäden, wenn der Patient seine Leber nicht schützt, indem er sich richtig ernährt und Alkohol strikt meidet, bis die vom Arzt vorzunehmenden Blutuntersuchungen über längere Zeit normale Werte aufweisen und somit eindeutig eine Gesundung der Leber zeigen. Überernährung und übermäßiger Alkoholkonsum führen aber auch ohne vorhergehende Leberentzündung meist zur Verfettung der Leber, das heißt zu einer Zerstörung oder Stillegung eines großen Teils der Leberzellen. Medikamente aus der Retorte des Chemikers helfen hier nur begrenzt – und nur sehr langsam. Absolutes Verbot aller Lebergifte wie Alkohol, zahlreiche Industriepräparate, zusammen mit einer vom Arzt fachkundig zusammengestellten Ernährung sind die ersten Gebote. Sehr wirksam ist auch eine Heil-Fastenkur.
In jedem Fall aber bedarf die Leber einer zusätzlichen Unterstützung. Ist die Leber erkrankt, fällt sie als unser wichtigstes Entgiftungsorgan aus – wir dürfen demgemäß keine Stoffe geben, die in irgendeiner Weise giftig sein könnten. Wir befinden uns also in einer Zwickmühle. Die Mariendistel als unschädliches, leberspezifisches Pflanzentherapeutikum leistet hier gute Dienste. Ihr Wirkstoffkomplex Silymarin ist im Hinblick auf die Regeneration der Leber außerordentlich wirksam und bleibt auch in höherer Dosierung ohne jede Nebenwirkung. Die Funktion dieses Wirkstoffes als Leberschutz konnte im Tierexperiment eindeutig nachgewiesen werden. In einem der Modellversuche verwendete man sogar das gefährlichste »Lebergift« – das Gift des Grünen Knollenblätterpilzes – und erzielte einen zufriedenstellenden Erfolg.

Die besten einheimischen Heilpflanzen

Nach den vorliegenden Untersuchungsergebnissen ist daher nicht daran zu zweifeln, daß die Mariendistel schützend und regenerierend auf die Leber wirkt. Leberkranke Patienten oder Menschen mit einer empfindlichen Leber ist deshalb eine Teekur mit Mariendistel zu empfehlen. Die Beschwerden lassen bald nach, das Allgemeinbefinden wird besser. Auch eine überstandene akute Hepatitis wird erfolgreich mit Mariendistel-Tee nachbehandelt. Eine feste Regel: Jede Leberkrankheit sollte beim Auftreten der ersten Beschwerden vom Arzt behandelt werden! Insbesondere ist das Erscheinen von Gallenfarbstoffen (die in der Leber gebildet werden) in der Blutbahn ein Alarmsignal. Das äußert sich dadurch, daß sich Augäpfel und Haut gelb verfärben, der Stuhl weiß wie Kitt und der Urin braun wie Münchner Starkbier wird.

So wird Mariendistel-Tee bereitet: 1 Teelöffel der Früchte mit kochendem Wasser übergießen, 10 bis 20 Minuten ziehen lassen und abseihen. 1 Tasse Tee heiß und schluckweise trinken – morgens nüchtern, $\frac{1}{2}$ Stunde vor dem Mittagessen und abends vor dem Schlafengehen.

Mariendistel-Tee kann auch mit Pfefferminz-Tee gemischt werden; dadurch erreicht man nicht nur eine Geschmacksverbesserung, sondern in manchen Fällen sogar eine bessere Wirkung.

Es gibt noch viele andere Heilkräuter, die leberwirksam sind. Sie werden in Industriepräparaten häufig mit Wirkstoffen der Mariendistel kombiniert. Dazu gehören Pfefferminze, Artischocke, Löwenzahn, Schöllkraut, Schafgarbe und Wermut.

Im Handel erhältlich: Silybi mariae fructus (Fructus Cardui Mariae) = Mariendistelfrüchte – Mariendistel-Tinktur Rademacher.

Was hilft noch bei: Gallebeschwerden. Interessante neue Forschungsergebnisse gibt es beim **Erdrauch** *(Fumaria officinalis L.)*. Diese Heilpflanze, die – wie auch das Schöllkraut – zu den Mohngewächsen gehört, be-

sitzt Inhaltsstoffe, die Gallenwegserkrankungen günstig beeinflussen, weil sie krampflösend wirken und den Galleabfluß regulieren. Erdrauch ist bei akuten wie auch chronischen Gallebeschwerden zu empfehlen. Die Schmerzen im rechten Oberbauch lassen nach, Speisen werden besser vertragen, Übelkeit, Brechreiz und Kopfschmerzen verschwinden.

Melisse

Zitronenmelisse, Bienenkraut, Frauenwohl
Melissa officinalis L. – Lamiaceae
Melissae folium (Folia Melissae) = Melissenblätter

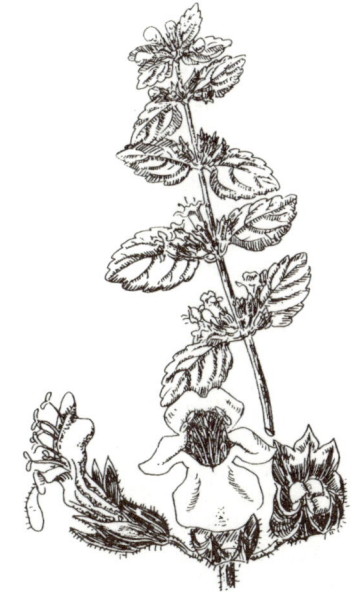

Hilft bei: Nervöser Unruhe, nervösen, krampfartigen Herz-, Darm- und Magenbeschwerden, bei Schlafstörungen und der sogenannten vegetativen Dystonie, aber auch bei Grippe und Erkältungen.

Pflanzensteckbrief: Die Heimat der Melisse ist das östliche Mittelmeer. Wildwachsend ist sie bei uns nicht zu finden. Die Droge, in großer Menge zu pharmazeutischen Zwecken benötigt, stammt aus Kulturen Osteuropas und Spaniens. Wie die Pfefferminze läßt sich auch die Melisse im eigenen Garten anbauen. Ich kann nur dazu raten, denn Melisse ist sowohl ein vorzügliches Arzneimittel als auch ein schmackhaftes Gewürz.

<u>Tips für Sammler:</u> Die Blätter müssen vor der Blütezeit geerntet werden, denn wenn die Pflanze blüht, haben Melissenblätter weder einen sonderlich angenehmen Geruch noch einen guten Geschmack.

<u>Inhaltsstoffe und ihre Wirkung:</u> Melisse, jene alte Heilpflanze, die schon Karl der Große in jedem Klostergarten anbauen ließ, spielt seitdem bei den verschiedensten Krankheiten eine so bedeutende Rolle, daß es schwierig ist zu entscheiden, welche ihrer Wirkungen im Vordergrund steht.

Nach meiner Meinung wirkt die Melisse vor allen Dingen beruhigend, was sie zu einem guten Heilmittel bei nervösen Herzbeschwerden macht. Diese Wirkung ist hauptsächlich auf die Flavonglykoside und das ätherische Öl zurückzuführen. Hinzu kommen Bitterstoffe und Gerbstoffe. Ein nervöser Mensch, der Reizüberflutungen von außen nicht verkraftet und auch am Abend nicht zur Ruhe kommt, oft lange im Bett liegt, ohne den ersehnten Schlaf zu finden, wird durch eine Kur mit Melissen-Tee ruhiger.

<u>So wird Melissen-Tee bereitet:</u> 2 Teelöffel geschnittene Melissenblätter mit 1 Tasse sprudelnd heißem Wasser übergießen und zugedeckt 10 Minuten ziehen lassen. 3mal täglich 1 Tasse Tee trinken. Süßen mit Honig verstärkt die Wirkung des Schlaftees.

Die beruhigende Wirkung der Melisse zeigt sich auch bei Magenbeschwerden, vor allem beim »nervösen« Magen. Neben der sedativen (beruhigenden) Komponente steht deutlich wahrnehmbar auch ein spasmolytischer (krampflösender) und leicht karminativer (entblähender) Effekt. Erst durch all diese Eigenschaften wird der Melissen-Tee zu einem Linderungs- und Heilmittel bei Magenbeschwerden. Auch bei Migräne bringt er angeblich Linderung.

<u>Im Handel erhältlich:</u> Melissae folium (Folia Melissae) = Melissenblätter – Melissengeist und Melissensaft.

Pfefferminze

Edelminze, Gartenminze, Teeminze
Mentha piperita L. – Lamiaceae
Menthae piperitae folium (Folia Menthae piperitae) = Pfefferminzblätter

<u>Hilft bei:</u> Magen- und Darmbeschwerden mit Übelkeit und Erbrechen oder krampfartigen Schmerzen, aber auch bei Galleleiden.
<u>Pflanzensteckbrief:</u> Da die Pfefferminze eine Kreuzung verschiedener Minzarten ist, wächst sie nicht wild und kann nicht mit Samen gezüchtet werden. Man kann sie jedoch im Gar-

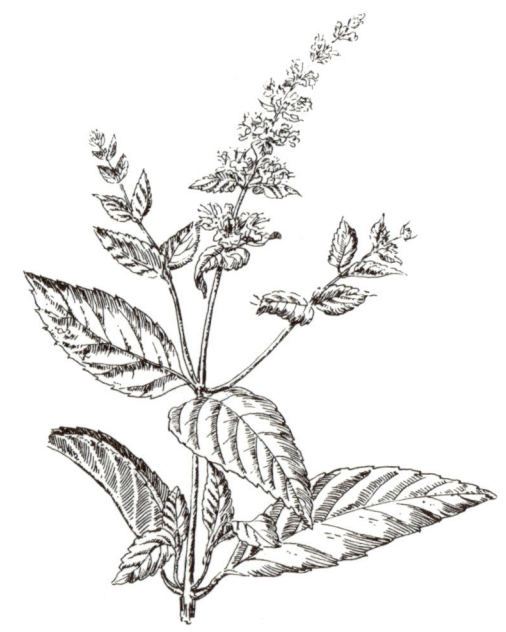

ten aus Ablegern ziehen; wozu ich jedem raten möchte, denn ein Beet von weniger als 1 qm versorgt eine Familie mit frischer Pfefferminze. Man muß sie allerdings jedes zweite Jahr umpflanzen, um eine Rückkreuzung zu vermeiden. Besonders gut gedeiht die Pflanze auf Moorböden oder tonigem Kalk.

<u>Inhaltsstoffe und ihre Wirkung:</u> Zweifellos ist Pfefferminze ein ausgezeichnetes Magenmittel mit überzeugender Wirkung, wenn Übelkeit, Brechreiz oder akutes Erbrechen im Vordergrund stehen. Häufig kann man mit einer Tasse Pfefferminz-Tee eine sofortige Wirkung erzielen. Wenn Magen- und Darmbeschwerden vorliegen, verbunden mit Blähungen, Krämpfen und übelriechendem Stuhl, wirkt Pfefferminze ebenfalls schnell und dauerhaft. Schließlich fördert Pfefferminz-Tee sowohl den Gallefluß als auch die Produktion der Galleflüssigkeit in der Leber. Hinter Magenbeschwerden kann ein Galleleiden stecken; in solchen Fällen ist Pfefferminz-Tee, gemischt mit Kamillen- und etwas Wermut-Tee zu empfehlen. Menschen, die unter Gallensteinen leiden, haben mit Pfefferminz-Tee gute Erfahrungen gemacht. Von Patienten mit Magengeschwüren wird er unterschiedlich beurteilt.

Wichtigster Inhaltsstoff ist das ätherische Öl, das bis zu 60% Menthol enthält. Es bewirkt eine leichte Anästhesie (Unempfindlichkeit) der Magenschleimhaut, wodurch Übelkeit und Erbrechen nachlassen. Ätherische Öle wirken desinfizierend, leicht krampflösend und galletreibend. Auch Bitterstoff ist in der Pflanze zu finden, der zusammen mit dem ätherischen Öl gallewirksam ist, außerdem Gerbstoffe, die für den entzündeten, gereizten Darm wohltuend sind.

<u>So wird Pfefferminz-Tee bereitet:</u> 1 gehäufter Teelöffel Pfefferminzblätter mit 1 Tasse kochendem Wasser übergießen, zugedeckt 10 Minuten ziehen lassen, abseihen.

Säuglinge und Kleinkinder sind mentholempfindlich und vertragen deshalb den Pfefferminz-Tee nicht immer gut.

<u>Im Handel erhältlich:</u> Menthae piperitae folium (Folia Menthae piperitae) = Pfefferminzblätter – Pfefferminztropfen, Pfefferminzdrops und -bonbons.

Salbei

Edelsalbei, Müsliblätter, Salbine, Salver
Salvia officinalis L. – Lamiaceae
Salviae folium (Folia Salviae) = Salbeiblätter

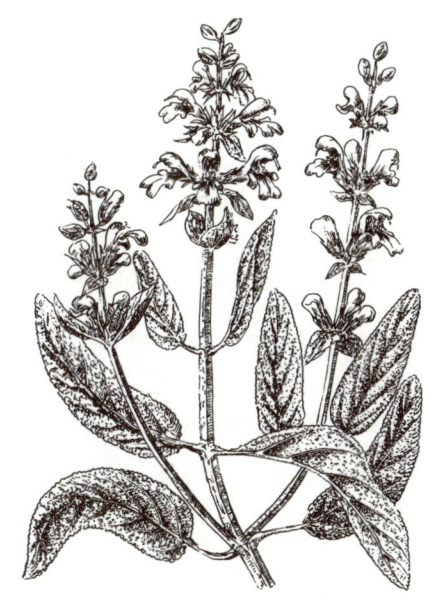

<u>Hilft bei:</u> Entzündungen in Mund und Rachen, am Zahnfleisch und im Darm. Mindert auch übermäßige Schweißabsonderung.

<u>Pflanzensteckbrief:</u> Der arzneilich verwendete Salbei ist im Mittelmeerraum beheimatet; bei uns wird er in Kulturen gezogen. Der 20 bis 60 cm hohe Halbstrauch ist unten verholzt, oben jedoch krautig. Blätter und Stengel sind behaart, die hellblauen oder violettblauen Blüten sind an den Enden der Triebe angeordnet.

<u>Tips für Sammler:</u> Die jungen und frischen Blätter sammelt man noch vor der Blüte in Kulturen oder im Garten, trocknet sie rasch, aber schonend an einem luftigen, schattigen Ort und bewahrt sie in fest verschlossenen Gefäßen auf. Der Wiesensalbei, der häufig auf unseren Wiesen wächst, wird arzneilich nicht verwendet, da sein Gehalt an ätherischem Öl nur gering ist.

<u>Inhaltsstoffe und ihre Wirkung:</u> Das ätherische Salbeiöl hat eine spasmolytische (krampflösende) Wirkung und bakterizide (bakterientötende) Eigenschaften. Zusammen mit den Gerbstoffen eignet sich Salbei-Tee deshalb vorzüglich zur Behandlung der verschiedensten Infektionen in Mund und Rachen. Wer rechtzeitig mit Salbei-Tee gurgelt, kann zum Beispiel eine beginnende Halsinfektion im Keim ersticken. Die Wirkung kann man durch zusätzliches Trinken des Tees noch verstärken. Ansonsten wird Salbei-Tee zur Regulierung übermäßiger Schweißabsonderung verwendet, gelegentlich trinkt man ihn auch bei Darmkatarrhen und zur allgemeinen Kräftigung einer schwächlichen Konstitution.

<u>So wird Salbei-Tee bereitet:</u> 1 bis 2 Teelöffel Salbei-Tee mit ¼ Liter Wasser übergießen, langsam zum Sieden erhitzen und abseihen. Dieser Tee ist zum Trinken, zum Gurgeln und zum Mundspülen gleichermaßen geeignet. Wer eine übermäßige Schweißsekretion verhindern möchte, muß den Tee stärker zubereiten: 3 bis 4 Teelöffel Salbeiblätter auf ¼ Liter Wasser.

Schwächlichen Kindern gibt man zweckmäßigerweise 2- bis 3mal täglich zwei bis drei Wochen 1 bis 2 gehäufte Teelöffel fein zerhackte, frische Salbeiblätter mit Milch verrührt. Ihre Widerstandskraft wird dadurch merklich gesteigert.

<u>Im Handel erhältlich:</u> Salviae folium (Folia Salviae) = Salbeiblätter – Salbei-Lutschbonbons.

Schafgarbe

Grillenkraut, Achille, Judenkraut, Tausendblatt
Achillea millefolium L. – Asteraceae
Millefolii herba (Herba Millefolii) = Schafgarbenkraut

<u>Hilft bei:</u> Magen- und Darmbeschwerden, doch hauptsächlich bei Frauenleiden (vegetativer Dystonie des kleinen Beckens).

<u>Pflanzensteckbrief:</u> Die Schafgarbe, eine ausdauernde Pflanze, die 20 bis 45 cm hoch wird, wächst sehr häufig auf trockenen Wiesen und an Wegrändern. Aus der Grundrosette von Laubblättern entspringt der Blühstengel, der in flacher Scheindolde zahlreiche Blütenköpfchen enthält. Die Blätter sind zweifach fiederteilig. Die Strahlenblüten der Köpfchen sind meist weiß, gelegentlich auch rot.

<u>Tips für Sammler:</u> Gesammelt werden die Krautspitzen zur Blütezeit (Juni bis September). Zum Trocknen hängt man sie gebündelt an einen luftigen Ort.

<u>Inhaltsstoffe und ihre Wirkung:</u> Schon früher gab man die Schafgarbe bei unbestimmten Magenbeschwerden, Appetitlosigkeit, bei Galle- und Leberbeschwerden. Diese Anwendung hat auch heute noch ihre Berechtigung; die Inhaltsstoffe der Pflanze – Glykosidische Bitterstoffe, verschiedene Wirkstoffe des ätherischen Öls sowie Flavonoide – weisen die Schafgarbe als ein aromatisches Bittermittel (→ Seite 63) aus, das zusätzlich entzündungshemmend und leicht krampflösend wirkt.

Das eigentliche Anwendungsgebiet der Schafgarbe ist aber die vegetative Dystonie des kleinen Beckens (Parametropathia spastica) bei Mädchen und Frauen. Typisch dafür sind krampfartige, oft diffus auftretende Schmerzen im Unterleib, verbunden mit Rückenschmerzen. Oft klagen die Frauen auch über besonders schmerzhafte Regelblutungen und Schmerzen in den Brüsten vor der Menstruation. In diesen Fällen ist eine mehrwöchige

Kur mit Schafgarben-Tee erfolgversprechend. Die krampflösenden Eigenschaften, die entzündungshemmenden Bestandteile (Azulenogene, Chamazulen) und die tonisierenden Eigenschaften der Bitterstoffe bewirken eine Besserung. Wie bei allen Beschwerden im weiblichen Unterleib, ist auch eine diagnostische Klärung notwendig, bevor man anfängt, ungezielt »herumzukurieren«. Man muß also den Arzt aufsuchen. Ist erst einmal festgestellt, daß es sich um nichts anderes als um die oben genannte Funktionsstörung handelt, wird die Schafgarbe helfen und auch vom verständigen Arzt nicht abgelehnt werden.

So wird Schafgarben-Tee bereitet: 1 Teelöffel zerschnittene Schafgarbe mit 1 Tasse heißem Wasser übergießen und nach 15 Minuten abseihen. Täglich werden davon 3 Tassen warm getrunken.

Wer seinen Schafgarben-Tee noch »verbessern« möchte, kann diese *Teemischung* zubereiten:

Schafgarbenkraut	30,0
Kamillenblüten	
Pfefferminzblätter	a̅a̅ ad 50,0

Zubereitung wie Schafgarben-Tee.

Im Handel erhältlich: Millefolii herba (Herba Millefolii) = Schafgarbenkraut – Schafgarbensaft, Badeextrakt.

Schlüsselblume

Himmelsschlüssel, Petriblume, Auritzel, Primel

Primula veris L. (auch *Primula officinalis [L.] Hill.* genannt) = Frühlingsschlüsselblume und *Primula elatior (L.) Hill.* = Waldschlüsselblume – *Primulaceae*

Primulae radix (Radix Primulae) = Primulawurzel (Schlüsselblumenwurzel)

Hilft bei: Husten mit zähem Schleim und bei Altershusten.

Inhaltsstoffe und ihre Wirkung: Wenn es darum geht, einen hartnäckigen Husten zu behandeln, bei dem das Abhusten festsitzender Sekrete Schwierigkeiten bereitet, haben sich saponinhaltige Heilpflanzen vorzüglich bewährt, vor allem die beiden Schlüsselblumen-Arten. Die hohe Schlüsselblume (Waldschlüsselblume) wie auch die Wiesenschlüsselblume (Frühlingsschlüsselblume) sind beliebte Frühblüher, die uns oft schon im März erfreuen. Die Wurzeln enthalten, im Vergleich

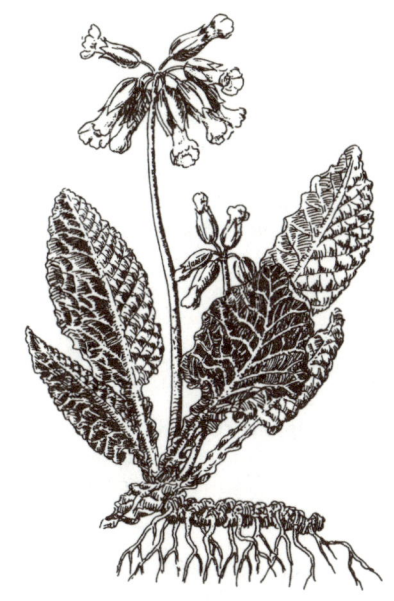

zu den Blüten, mehr Saponin und etwas ätherisches Öl; die arzneilich verwendeten Wurzeln sind Bestandteil vieler Tees; als Auszug werden sie zahlreichen Hustentropfen und Hustensäften zugesetzt. Besonders gut wirkt die Schlüsselblume bei der chronischen Bronchitis älterer Menschen, beim sogenannten Altershusten. Er entsteht oft durch die verminderte Arbeitsleistung des Altersherzens, was zu einem Blutrückstau in den Lungen und damit zum Hustenreiz führt. Um diesen Menschen zu helfen, muß man nicht nur das Abhusten erleichtern, sondern gleichzei-

45

tig auch den Kreislauf entlasten, indem für eine verstärkte Wasserausscheidung gesorgt wird. Genau das bewirkt die Schlüsselblume. Sie erleichtert das Abhusten und wirkt harntreibend. Als *Teemischung* zusammen mit Fenchel und Anis ergeben Schlüsselblumenwurzeln einen hervorragenden Hustentee. Gibt man noch Huflattichblätter dazu, ist der Tee für fast alle Formen des Erkältungshustens geeignet:

Primelwurzeln	30,0
Anisfrüchte	
Fenchelfrüchte	
Huflattichblätter	aa ad 100,0

<u>So wird die Teemischung bereitet:</u> 2 Teelöffel der Mischung mit ¼ Liter siedendem Wasser übergießen und nach 10 Minuten abseihen. Mit Honig süßen und heiß trinken.
<u>Im Handel erhältlich:</u> Primulae radix (Radix Primulae) = Primelwurzel.

Spitzwegerich

Heufresser, Ripplichrut, Spitzwegetritt
Plantago lanceolata L. – Plantaginaceae
Plantaginis herba (Herba Plantaginis)
= Spitzwegerichkraut

<u>Hilft bei:</u> Erkältungen, verbunden mit Husten.
<u>Pflanzensteckbrief:</u> Spitzwegerich ist eine ausdauernde Pflanze. Seine Laubblätter, in einer Grundrosette zusammengefaßt, sind schmallanzettlich, werden 20 bis 40 cm lang, sind nur wenig behaart und mit deutlichen Längsadern (3 bis 7 Blattnerven) versehen. Aus der Mitte der Rosette entspringen blattlose Stengel, die 10 bis 40 cm lang werden und am Ende einen kurzen, walzenförmigen Blütenstand tragen. Die Blüten sind unscheinbar und bilden zierliche Staubblätter aus, die zur Blütezeit weit aus den Blütchen herausragen.

<u>Tips für Sammler:</u> Der Spitzwegerich gehört zu den häufigsten Pflanzen unserer Flora. Da er ein ausgezeichnetes Hustenmittel ist, lohnt es sich, ihn zu sammeln. Ernten kann man ihn vom Frühjahr bis in den Herbst hinein. Zweckmäßigerweise sammelt man nur die Blätter, die, kleingeschnitten, an der Luft getrocknet werden.
<u>Inhaltsstoffe und ihre Wirkung:</u> Seine wichtigsten Inhaltsstoffe sind Schleime, Bitterstoffe und Kieselsäure. Schon sie allein rechtfertigen die Anwendung bei Erkältungen und Husten. Außerdem konnte eine antibiotische Wirkung der Spitzwegerichblätter nachgewiesen werden. Das erklärt wohl, warum der Spitzwegerich schon immer so beliebt war und es auch geblieben ist. Vor allem Kinder sprechen auf einen mit Honig gesüßten Spitzwegerich-Tee gut an. Sie überwinden ihren grippalen Infekt überraschend schnell.
<u>So wird Spitzwegerich-Tee bereitet:</u> 2 Teelöffel Spitzwegerichblätter mit ¼ Liter siedendem Wasser übergießen und 10 bis 15 Minuten ziehen lassen. Nach dem Abseihen wird der Tee mit einem Löffel Bienenhonig ver-

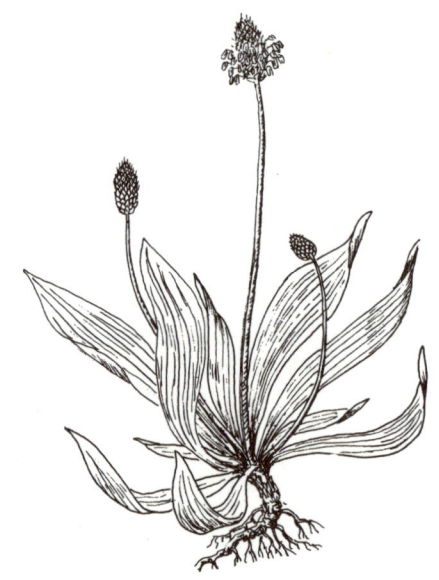

setzt und möglichst heiß schluckweise getrunken; täglich 2 bis 3 Tassen.

Eine *Teemischung* gegen Husten mit Spitzwegerich ist so zusammengesetzt:

Spitzwegerichblätter	25,0
Huflattichblätter	20,0
Wollblumen	20,0
Thymiankraut	10,0

Zubereitung wie Spitzwegerich-Tee.

<u>Im Handel erhältlich:</u> Plantaginis herba (Herba Plantaginis) = Spitzwegerichkraut oder Plantaginis folium (Folia Plantaginis) = Spitzwegerichblätter – Spitzwegerichsaft.

Stiefmütterchen

Ackerveilchen, Dreifaltigkeitskraut
Viola tricolor L. – Violaceae
Violae tricoloris herba (Herba Violae tricoloris) = Stiefmütterchenkraut

<u>Hilft bei:</u> Unreiner Haut, Milchschorf und Ekzemen.

<u>Pflanzensteckbrief:</u> Das Feldstiefmütterchen kann man häufig in zwei Unterarten als Unkraut auf Äckern, Wiesen und Gartenland finden. Die eine – *arvensis* – hat kleine, vorwiegend gelblichweiße Blüten, die andere – *vulgaris* – ist größer und vorwiegend violett.

<u>Tips für Sammler:</u> Die Pflanzen werden zur Blütezeit gesammelt und gebündelt an einem luftigen Ort getrocknet.

<u>Inhaltsstoffe und ihre Wirkung:</u> Es ist schwierig, dieser Heilpflanze gerecht zu werden. Fest steht, daß sie bei den verschiedensten Hautkrankheiten, vor allem bei Milchschorf und Ekzemen der Kleinkinder, wirksam ist. Es hat sich herausgestellt, daß sie auch bei fieberhaften Katarrhen der Luftwege, bei denen ein trockener Husten im Vordergrund steht, und eine mangelhafte Schleimsekretion zu beobachten ist, ausgezeichnet wirkt. Dennoch wird das Stiefmütterchen nur zö-

gernd verordnet; es fehlen dieser Heilpflanze attraktive Inhaltsstoffe. Gefunden wurden Saponine, Flavonoide (darunter Rutin), ein wenig Methylsalicylatglykosid, Kalk- und Magnesiumsalze.

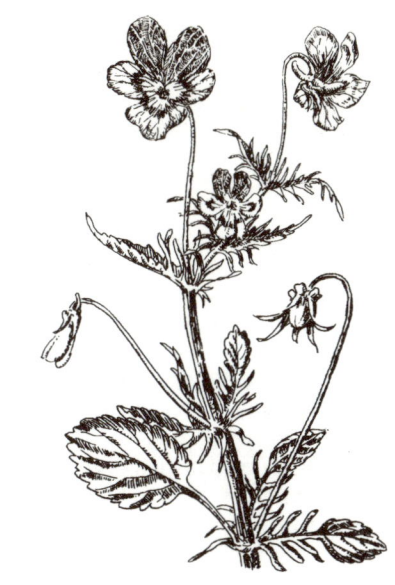

Bei Hautkrankheiten der Säuglinge und Kleinkinder sollte man Stiefmütterchen-Tee anstelle von Wasser für die Zubereitung der Nahrung verwenden. Größeren Kindern und Erwachsenen ist eine Teekur sehr zu empfehlen: Morgens und abends 1 Tasse Tee viele Wochen lang trinken. Danach kann man sogar eine Besserung hartnäckiger Akne beobachten. Umschläge und feuchte Gesichtspackungen mit Stiefmütterchen-Tee sind ebenfalls erfolgversprechend. Auch bei Rheuma lohnt sich ein Versuch.

<u>So wird Stiefmütterchen-Tee bereitet:</u> 2 Teelöffel Droge mit 1 großen Tasse heißem Wasser übergießen und etwa 10 Minuten ziehen lassen; täglich 3 Tassen trinken.

<u>Im Handel erhältlich:</u> Violae tricoloris herba (Herba Violae tricoloris) = Stiefmütterchenkraut.

Tausendgüldenkraut

Magenkraut, Roter Aurium
Centaurium minus Moench (auch *Erythraea
centaurium [L.] Persoon* genannt) – *Gentia-
naceae*
Centaurii herba (Herba Centaurii)
= Tausendgüldenkraut

Hilft bei: Appetitlosigkeit; bei Verdauungs-
beschwerden, bedingt durch zu geringe Ma-
gensaftbildung oder gestörten Galleabfluß.
Pflanzensteckbrief: In Mitteleuropa findet
man diese unscheinbare, aber hübsche Heilpflanze auf lichten Waldungen und feuchten
Wiesen. Aus einer hellen Pfahlwurzel wächst
ein vierkantiger Stengel, der 10 bis 50 cm
hoch werden kann. Die Blattrosette ist meist
nicht sichtbar, weil die Pflanze im Gras wächst
und die Rosette oft verwelkt ist. Die Stengel-
blätter sind kreuzgegenständig, die Blüten in
gabelästigen Doldenrispen angeordnet. Umgeben von einem fünfzipfeligen Kelch endet
die weißliche Kronröhre in fünf roten Blüten-

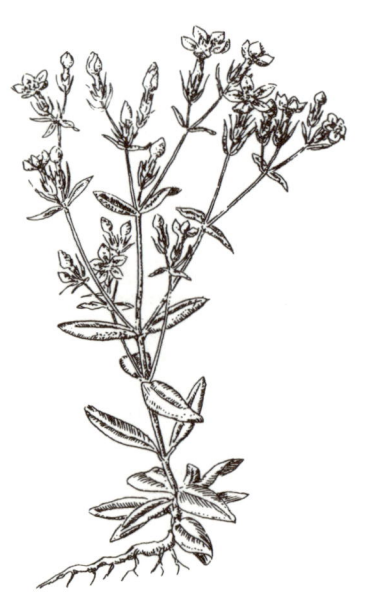

zipfeln, die sich nur bei strahlender Sonne
sternförmig öffnen. Das Tausendgüldenkraut
gehört in die Familie der Enziangewächse und
ist – ebenso wie alle Enzianarten – eine reine
Bitterstoffdroge.
Inhaltsstoffe und ihre Wirkung: Träger der
pharmakologischen Wirkung sind die Bitterstoffe. Das Tausendgüldenkraut ist in allen
Teilen bitter. Die arzneiliche Verwendung
entspricht der des Enzians (→ Seite 22).
Ich kann diese Heilpflanze sehr empfehlen; es
gibt kaum Besseres für die Behandlung eines
»müden« Magens und zahlreicher Verdau-
ungsbeschwerden, die, verbunden mit Appetitlosigkeit und mangelnder Magensaftabson-
derung, auf eine nervöse Erschöpfung zurückzuführen sind. Die Wirkung des Tausendgül-
denkrauts erstreckt sich auch auf den Darm-
bereich; selbst die Gallenblase wird zu erhöhter Produktion und Absonderung von Gallen-
saft angeregt.
So wird Tausendgüldenkraut-Tee bereitet:
Der Tee wirkt besser, wenn er kalt ausgezogen wird. 1 gehäuften Teelöffel des zerschnit-
tenen Krauts mit 1 Tasse Wasser übergießen
und 6 bis 10 Stunden stehen lassen. Der Tee
sollte vor den Mahlzeiten – zimmerwarm –
getrunken werden.
Besonders bei der Anorexia nervosa, der psy-
chogen bedingten Eßunlust junger Mädchen,
hat sich diese Heilpflanze vorzüglich bewährt.
Im Handel erhältlich: Centaurii herba (Herba
Centaurii) = Tausendgüldenkraut.

Thymian

Gartenthymian, Echter Thymian
Thymus vulgaris L. – Lamiaceae
Thymi herba (Herba Thymi) = Thymian-
kraut

Hilft bei: Husten, vor allem Keuch- und
Krampfhusten, Entzündungen im Hals, am
Zahnfleisch und an der Mundschleimhaut,

auch bei Appetitlosigkeit und Durchfällen.
Pflanzensteckbrief: Thymian ist ein kleiner
Halbstrauch, der 10 bis 40 cm hoch wird. Am
aufrechten Stengel sitzen kleine Blättchen,
am Ende der Triebe sind die blaßrötlichen
Lippenblüten in Ähren angeordnet. Aus Be-
ständen im Garten oder Kulturen erntet man
die oberen Triebspitzen oder streift die Blättchen ab, die rasch getrocknet werden müssen.

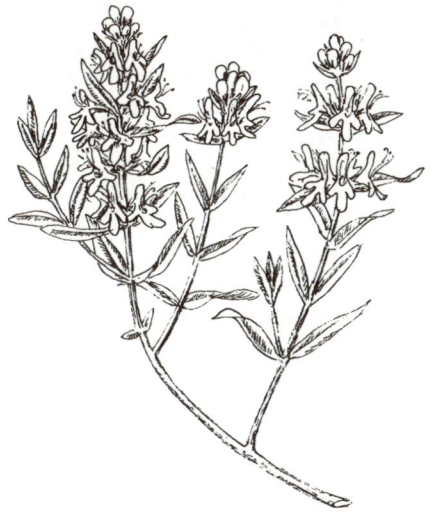

Inhaltsstoffe und ihre Wirkung: Der wichtigste Bestandteil dieser Heilpflanze ist das
ätherische Öl, das bei guter Ware etwa 2%
ausmacht. Das darin enthaltene Thymol hat
eine antiseptische, jedoch das Gewebe schonende Wirkung. Deshalb kann man einen
Thymian-Tee als Gurgelmittel bei Entzündungen in Mund und Rachen verwenden,
außerdem erfolgreich damit inhalieren. Innerlich wirkt der Tee bei Keuch- und Krampfhusten. Auch als Badezusatz hat sich Thymian
bewährt. Die Bitterstoffe und die Gerbstoffe
rechtfertigen den Einsatz des Thymian-Tees
bei Magen- und Darmverstimmungen, außerdem bei Appetitlosigkeit.
So wird Thymian-Tee bereitet: 1 gehäufter
Teelöffel Thymiankraut mit $\frac{1}{4}$ Liter Wasser

übergießen, zum Sieden erhitzen und sofort
abseihen. Außer mit diesem Tee zu gurgeln
und zu spülen, kann man ihn bei den genannten Beschwerden auch trinken – mit Honig
gesüßt bei Husten und Bronchitis, gegen Magen und Darmbeschwerden sowie gegen Appetitlosigkeit ungesüßt.
So wird ein Thymian-Bad bereitet: 100 g
Thymiankraut mit 1 Liter siedendem Wasser
übergießen, 15 bis 20 Minuten ziehen lassen
und abseihen. Der Absud wird dem Vollbad
zugesetzt.
Zum Inhalieren: 1 Eßlöffel Thymiankraut in
einer Schüssel mit 1 Liter siedendem Wasser
übergießen, unter einem Tuch die heilenden
Dämpfe einatmen.
Anmerkung: Thymol, der wichtigste Wirkstoff aus dem Thymian, kann zu einer Über-
funktion der Schilddrüse führen. Bei der Verwendung als Tee in der hier angegebenen Dosierung kann nichts passieren; Überdosierun-
gen jedoch sollten vermieden werden.
Im Handel erhältlich: Thymi herba (Herba
Thymi) = Thymiankraut – Hustensäfte mit
Thymian.

Wacholder

Krammetsbeerenstrauch, Kranawitten, Reck-
holder, Weihrauchbaum
Juniperus communis L. – Cupressaceae
Juniperi fructus (Fructus Juniperi)
= Wacholderbeeren

Hilft bei: Wasseransammlungen im Körper,
gestörter Harnausscheidung, Rheuma, eventuell auch bei Gicht.
Pflanzensteckbrief: Der Wacholder kommt
entweder als niederer Strauch oder als größe-
rer, säulenförmiger Baum mit anliegenden
Zweigen vor. Die etwa 1 cm langen Nadeln,
die meist zu dreien beieinanderstehen, sind
spitz und starr. Die getrenntgeschlechtlichen
männlichen und weiblichen Blüten findet man

jeweils auf verschiedenen Pflanzen; sie sind unscheinbar und grünlich gefärbt. Nach der Befruchtung reifen die beerenartigen Früchte (botanisch Zapfen) heran und werden schließlich kugelrund, blauschwarz und im Durchmesser 5–10 mm groß. Erst in reifem Zustand werden die Früchte arzneilich genutzt.

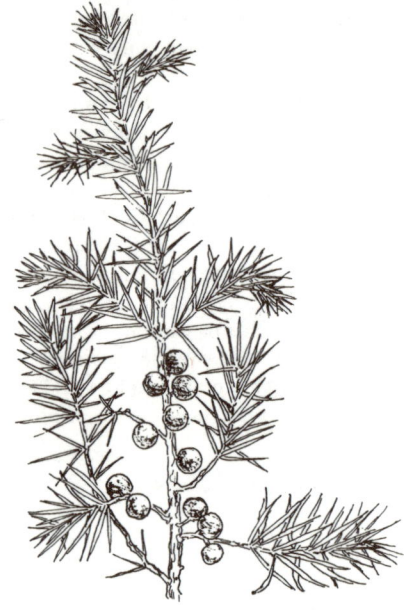

Tips für Sammler: Wer Wacholderbeeren sammeln möchte, findet sie am üppigsten an Berghängen, auf Heideland, in Mooren, lichten Wäldern und auf Triften. Wegen der spitzen Nadeln ist das Pflücken von Wacholderbeeren jedoch beschwerlich. Man legt daher Tücher unter die Sträucher oder Bäume und holt die Beeren durch Klopfen an die Zweige herunter. Getrocknet werden sie an einem luftigen Ort.

Inhaltsstoffe und ihre Wirkung: Dem in den Beeren enthaltenen ätherischen Öl (Terpinen-4-ol) ist die wassertreibende Wirkung zuzuschreiben. Leider reizen andere Bestandteile dieses Wacholderbeeröls das Nierengewebe

relativ stark. Nierenkranke sollten Wacholderbeeren deshalb nur sehr vorsichtig anwenden. Das gilt besonders für die von Pfarrer Kneipp bei Rheuma so hochgelobte Wacholderbeerkur, nach der beginnend mit 3mal täglich 1 Beere, die einzunehmende Menge täglich um jeweils eine Beere gesteigert wird. Bei einer Dosis von 3mal täglich 30 bis 40 Beeren angekommen, wird entsprechend reduziert. Eine solche Kur können nur völlig gesunde Patienten durchstehen. Da sie jedoch bei Rheuma eine günstige Wirkung zeigt, empfehle ich, sie nur bis zur Dosis von 3mal täglich 15–20 Beeren durchzuführen. Ein Tee aus Wacholderbeeren ist in der Regel unschädlich.

Man kann auch einer *Teemischung* zum Entwässern eine kleine Menge Wacholderbeeren beimischen.

Zum Beispiel:

Wacholderbeeren (zerstoßen)	20,0
Birkenblätter	20,0
Goldrutenkraut	
Brennesselblätter	
Löwenzahnwurzel	
mit Kraut	$\overline{aa}$ ad 100,0

So wird die Teemischung bereitet: 2 bis 3 gehäufte Teelöffel der Mischung mit ¼ Liter siedendem Wasser übergießen und 10 Minuten ziehen lassen. (So bereitet man auch den Wacholderbeeren-Tee zu.)

Weißdorn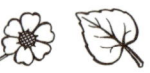

Hagedorn, Mehlbeere
Crataegus-Arten – *Rosaceae*
Crataegi flos et folium (Flores Crataegi et Folia) = Weißdornblüten und -blätter

Hilft bei: Altersbedingten Herzbeschwerden, bei nervösen Herzbeschwerden und Überlastungsschäden.
Pflanzensteckbrief: Weißdorn, ein kleiner

Die besten einheimischen Heilpflanzen

Baum oder mittelgroßer Strauch, der zur Familie der Rosengewächse gehört, blüht im Mai und Juni. Die prachtvollen, weißen, in aufrechten Doldenrispen stehenden Blüten gaben, zusammen mit den spitzen Dornen an den Zweigen, der Pflanze ihren Namen. Die Blätter des Weißdorns sind an der Oberseite dunkelgrün, auf der Unterseite heller bis bläulichgrün, kurzgestielt, vorne meist dreilappig und am Rand unregelmäßig gesägt. Bei uns wächst der Weißdorn in lichten Gebüschen, Laub- und Föhrenwäldern sowie in Hecken und lebenden Zäunen.

Tips für Sammler: Die Blüten müssen während der Blütezeit eingesammelt werden. Es ist nicht schlimm, wenn auch einige Blätter in das Sammelgut geraten. Sie sind ebenfalls wirksam und von manchen Arzneibüchern (DAB 8) sogar als fester Bestandteil zugelassen *(Crataegi flos et folium)*.

Das Sammelgut sollte rasch getrocknet und in gut schließenden Behältern aufbewahrt werden. Da die Wirksamkeit bei zu langer Lagerung beeinträchtigt wird, müssen die Blüten jedes Jahr frisch geerntet werden.

Inhaltsstoffe und ihre Wirkung: Weißdorn ist ein Herzmittel, jedoch von ganz besonderer Art. Es ist anzuwenden bei den verschiedensten Herz- und Kreislaufbeschwerden. Seine zum Erfolg notwendige lange – in manchen Fällen ständige – Anwendung ist absolut unschädlich, seine Wirkung jedoch eindrucksvoll und überzeugend.

Im Vordergrund steht die günstige Wirkung auf das Altersherz, das unter Weißdorn belebt, gestützt und gepflegt wird. Altersbedingte Degenerationserscheinungen am Herzmuskel, sklerotische Veränderungen der Herzkranzgefäße mit mangelhafter Durchblutung lösen bei älteren und alten Menschen Beschwerden aus, die mit einer Weißdorn-Teekur erheblich gebessert werden können. Ähnlich wie bei älteren Leuten können die Herz- und Kreislaufbeschwerden auch bei ständig überforderten Menschen auftreten, wodurch es zu vorzeitigen Abnutzungser-

scheinungen kommen kann. Weißdorn vermag hier die Beschwerden zu lindern und wirkt vorbeugend, was beinahe noch wichtiger ist. Bei den vielen beginnenden Herzleiden, die noch nicht im eigentlichen Sinne als Krankheiten anzusehen sind, sich jedoch unübersehbar durch Beschwerden bemerkbar machen, ist Weißdorn besonders wirksam.

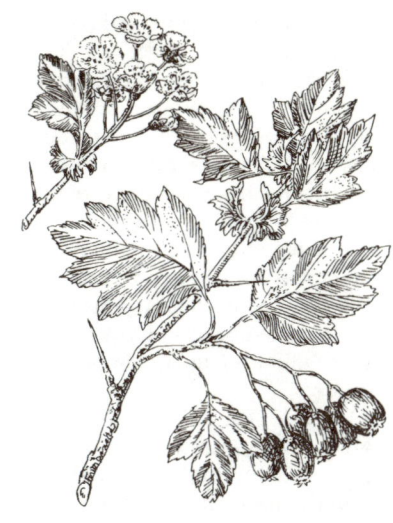

Eine Herzmuskelschwäche zeigt sich häufig bei oder nach schweren Infektionskrankheiten. In diesem Fall, wie auch bei Rhythmusstörungen des Herzens, sollte man bei der Behandlung an Weißdorn denken. Mit seiner Hilfe wird eine Verbesserung der Herzleistung erreicht, die eine Normalisierung des hohen Blutdrucks zur Folge hat. Gegen hohen Blutdruck im eigentlichen Sinn wirkt Weißdorn nicht oder nur sehr schwach. Es gibt auch Fälle, in denen mit Hilfe dieser Heilpflanze eine Erhöhung des Blutdrucks im Sinne der Normalisierung möglich ist.

Eine besondere Bedeutung gewinnt der Weißdorn als Mittel zur Nachbehandlung des Herzinfarkts, denn hier muß unbedingt eine Verbesserung der koronaren Durchblutung und eine unmittelbare günstige Beeinflussung der Herzmuskelzellen im Sinne einer Aktivitätssteigerung und besseren Ernährung erzielt werden. Eine sofortige Wirkung ist jedoch nicht zu erwarten! Nur Ausdauer und Geduld führen zu einem Erfolg, der dann allerdings beachtlich ist.

Die Inhaltsstoffe des Weißdorns sind weitgehend erforscht. Seine Wirkung ist in erster Linie auf die Flavonoide, Triterpenkarbonsäuren, verschiedene Amine und Purinverbindungen zurückzuführen. Aber erst das Zusammenspiel aller Inhaltsstoffe ergibt die positive Wirkung von Weißdorn. Man vermutet nicht nur eine Summierung der einzelnen Wirkungen, sondern sogar deren Potenzierung, indem sie sich gegenseitig beeinflussen.

So wird Weißdorn-Tee bereitet: 2 Teelöffel Weißdornblüten mit 1 Tasse heißem Wasser überbrühen und 20 Minuten ziehen lassen. Man kann den Tee nach Geschmack verbessern; Honig oder süßer Sanddornsaft eignet sich gut als Süßmittel und unterstützt sogar die Wirkung.

Im Handel erhältlich: Crataegi flos (Flores Crataegi) = Weißdornblüten – *Crataegi flos et folium* = Weißdornblüten mit Blättern – Weißdornsaft und Weißdorn-Tinktur.

Wermut

Absinth, Magenkraut, Grabenkraut
Artemisia absinthium L. – Asteraceae
Absinthii herba (Herba Absinthii)
= Wermutkraut

Hilft bei: Magen-, Galle- und Darmbeschwerden, regt die Produktion des Magensaftes an, erhöht den Appetit und verhindert Blähungen.

Pflanzensteckbrief: Der Wermut ist eine ausdauernde Pflanze, die bei uns oft an steinigen und unbebauten Orten, Schuttplätzen, Wegen und Zäunen, Felsen und Dorfstraßen zu finden ist. Diese Pflanze, die über 1 m hoch werden kann, wächst aufrecht, ist verzweigt und an Stengel und Blättern silbergrau behaart. Die Blätter sind dreifach fiederspaltig, der Stengel ist unten verholzt. Der Blütenstengel trägt in verzweigten Rispen die zahlreichen halbkugeligen, nickenden, hellgelben Blütenköpfchen. Die krautigen Zweigspitzen mitsamt den Blüten und den Blättern bilden die Droge.

Tips für Sammler: Man sammelt den Wermut zweckmäßigerweise zu Anfang der Blütezeit in den Monaten Mai und Juni. Die Zweigspitzen werden gebündelt an einem luftigen Ort getrocknet.

Dem Wermut nah verwandt ist der Beifuß *(Artemisia vulgaris L.),* doch sein Bitterstoffgehalt ist erheblich geringer. Für medizinische Zwecke sollte man den Wermut verwenden, während als Gewürz dem Beifuß der Vorzug zu geben ist.

Inhaltsstoffe und ihre Wirkung: Der Wermut ist ein ausgezeichnetes Mittel bei Magen- und Gallebeschwerden. Sein bitterer Geschmack, an den man sich schnell gewöhnt, sollte niemanden abschrecken, ihn als Tee oder Tinktur zu verwenden. Der Versuch, Wermut-Tee zu süßen, ist sinnlos, denn Bitter und Süß ergeben niemals einen harmonischen Geschmack; in diesem Fall beeinträchtigt das Süßen sogar die Wirksamkeit.

Sehr oft verbirgt sich hinter Verdauungsschwäche, Appetitlosigkeit und mangelnder »Magenarbeit«, verbunden mit Blähungen und Völlegefühl, eine kranke Gallenblase. Ob es sich dabei um Gallensteine, um Störungen des Galleabflusses oder um eine chronisch entzündete Gallenblase handelt, ist für die Behandlung mit Wermut ohne Bedeutung. Eine »unruhige Galle« macht Beschwerden; mit Wermut kann man die Ruhe wieder herstellen – somit wirkt diese Heilpflanze gleichermaßen bei Magenbeschwerden und Gallestörungen und eignet sich besonders gut zur Nachbehandlung von Gallekoliken. Bei Menschen, die eine empfindliche Galle haben, kann schon 1 Tasse Wermut-Tee pro Tag prophylaktisch wirken. Mit 20 bis 30 Tropfen Wermut-Tinktur kann man Diätsünden ausgleichen oder Galleschmerzen lindern, die sich nach Aufregungen und starken Belastungen einstellen.

Seine arzneiliche Wirkung verdankt der Wermut den Bitterstoffen, dem ätherischen Öl und auch den Gerbstoffen. Die Bitterstoffe sind jedoch die wichtigsten Wirkstoffe.

So wird Wermut-Tee bereitet: 1 Teelöffel geschnittenes Kraut mit 1 Tasse kochendheißem Wasser überbrühen und nach 10 Minuten abseihen. Kurmäßig 3mal täglich 1 Tasse Tee nach dem Essen sehr warm – oder nur bei Bedarf 1 Tasse Tee trinken.

Die Wermut-Tropfen wie auch den Tee bekommt man in der Apotheke. Bei Bedarf verdünnt man 20 bis 30 Tropfen mit $\frac{1}{2}$ Glas Wasser und trinkt diese Lösung schluckweise. Bei kurmäßiger Anwendung 3mal täglich 15 bis 20 Tropfen in Wasser einnehmen.

Menschen, die auf die Heilwirkung des Wermut bei Magen- und Gallebeschwerden nicht verzichten wollen, die aber seinen stark bitteren Geschmack nicht mögen, empfehle ich eine *Teemischung* mit Tausendgüldenkraut und Pfefferminze zu gleichen Teilen:

Wermutkraut	
Tausendgüldenkraut	
Pfefferminzblätter	$\overline{aa}$ 20

So wird die Teemischung bereitet: 1 Teelöffel der Mischung mit 1 Tasse heißem Wasser übergießen, nach 5 Minuten abseihen und warm trinken.

Im Handel erhältlich: Absinthii herba (Herba Absinthii) = Wermutkraut – Wermutsaft, Wermutwein, Wermut-Tropfen.

Wollblume (Königskerze)

Fackelblume, Stallkerze, Wollkraut
Verbascum densiflorum Bertol. und *Verbascum phlomoides L. – Scrophulariaceae
Verbasci flos (Flores Verbasci)* = Königskerze = Wollblumen

Hilft bei: Husten mit zähem Schleim.

Pflanzensteckbrief: Es gibt zwei Arten von Wollblumen, die einander sehr ähnlich sind. Beide Arten sind zweijährige Kräuter, die zuweilen die beachtliche Höhe von etwa 3 m erreichen. Aus einer Blattrosette entwickelt sich der Blühtrieb, der nacheinander aufblühende goldgelbe Blüten trägt. Nur sie, jedoch nicht die Kelchblätter, finden für arzneiliche Zwecke Verwendung.

Tips für Sammler: Wollblumen sollte man am Vormittag sammeln. Sobald der Morgentau abgetrocknet ist, lassen sich die Blüten leicht ablösen. Um ihre Farbe zu erhalten, müssen sie rasch getrocknet werden, was in der Sonne wie auch im Backrohr bei geöffneter Tür und einer Temperatur von etwa 45° C geschehen kann. Die Blüten werden in luftdichten Behältern aufbewahrt, da sie sehr feuchtigkeitsempfindlich sind.

Inhaltsstoffe und ihre Wirkung: Schleimstoffe und Saponine sind neben antibiotisch wirkenden Inhaltsstoffen für die Wirkung bei Husten ausschlaggebend. Dennoch verwendet man für einen Tee selten Wollblumenblüten alleine. Sie sind meist nur Bestandteil verschiedener Hustentees (Spitzwegerich, Seite 46). Früher gab man Wollblumen nur als gelbe Farbtupfer in den Tee, heute jedoch ist man von ihrer heilenden Wirkung überzeugt.

Im Handel erhältlich: Verbasci flos (Flores Verbasci) = Wollblumen.

Wichtige ausländische Heilpflanzen

Im folgenden möchte ich Ihnen ausländische Heilpflanzen vorstellen, die auch bei uns als Tee, in Teemischungen oder anderen galenischen Zubereitungen (Weine, Öle und Tinkturen) häufig verwendet werden.

Aloe

verschiedene *Aloe*-Arten *(Liliaceae)*

Aloe ist der bis zur Trockensubstanz eingedickte Saft der Blätter verschiedener Aloe-Arten; man entzieht dem Saft so lange Flüssigkeit und flüchtige Stoffe, bis nur noch die Trockensubstanz übrig ist. Die wichtigsten Handelsformen sind Kap-Aloe und Curaçao-Aloe.
Aloe ferox, die wichtigste Aloe-Art, trägt auf einem 2 bis 3 m hohen Stamm einen Schopf lanzettenförmiger, sehr fleischiger Blätter, die 60 cm lang werden können und schwarzpurpurne Stacheln tragen. Der Blütentrieb, oft über 1 m lang, trägt blaßrosa, zylindrische Blüten in reichblütigen, walzenförmigen Blütentrauben. Die wirksamen Bestandteile der Aloe sind Anthrachinon-Derivate – beispielsweise das Aloin –, Harze und freies Anthrachinon. Diese Stoffe wirken stark abführend. Heute ist Aloe Bestandteil zahlreicher Abführmittel, besonders in Dragée-Form. Aloe wird aber auch als Gallemittel verwendet sowie als bitteres Magenmittel.

Boldo

Peumus boldus (Monimiaceae)

Die Boldoblätter, die neuerdings Bestandteil zahlreicher Teemischungen bei Magen-, Darm- und Gallebeschwerden sind, kommen aus Chile und Peru. Durch das in den Blättern gespeicherte ätherische Öl und den Gehalt an

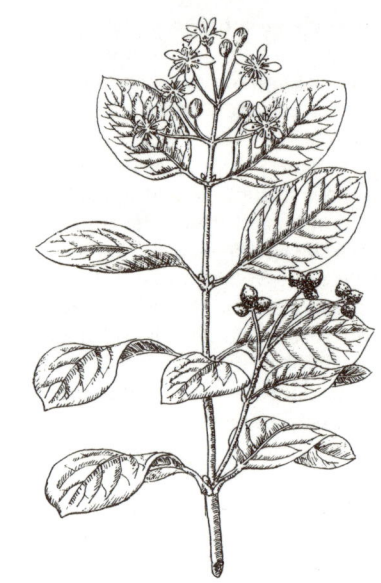

Boldin – ein Alkaloid – ist diese Droge ein ausgezeichnetes Stimulans für den gesamten Verdauungstrakt.
Ergänzt oder verstärkt: Pfefferminze bei Magen- und Darmbeschwerden.

Chinabaum

Chinchona pubescens Vahl (Rubiaceae)
(Cinchona succirubra Pavon)

Der Chinabaum wird auf Java und in Afrika zur Drogengewinnung in Kulturen angepflanzt. Seine Rinde enthält das bekannte Chinin, das diese Heilpflanze bei der Bekämpfung der Malaria weltberühmt gemacht hat. Da das Chinin heute in reiner Form zur Verfügung steht, haben die Droge und die daraus bereiteten Arzneimittel nurmehr Bedeutung als Bittermittel und Roborans (Kräftigungsmittel). Auch appetitanregende Arzneien enthalten Auszüge aus der Chinarinde, die auf reflektorischem Weg die Absonderung von Magensaft anregen und somit echte Stomachika (Magenmittel) sind; in Magentees ist die Chinarinde jedoch nur noch selten zu finden.

Eukalyptus

Eucalyptus globulus (Myrtaceae)

Der Eukalyptusbaum gehört zu den Myrtengewächsen. Er ist in Südwestaustralien beheimatet, wird jedoch heute eher im Mittelmeerraum angebaut. In den Blättern findet sich bis zu 3% ätherisches Öl, das man durch Wasserdampfdestillation gewinnt. Im wesentlichen enthält dieses Öl Cineol = Eukalyptol. Eukalyptusöl ist Bestandteil sehr vieler Salben, die bei Erkältungskrankheiten angewendet werden. Auch flüssige Einreibungen enthalten Eukalyptusöl, außerdem wird es als Inhalationsmittel bei Katarrhen häufig – und erfolgreich – eingesetzt.
Ergänzt oder verstärkt: Thymian bei Husten.

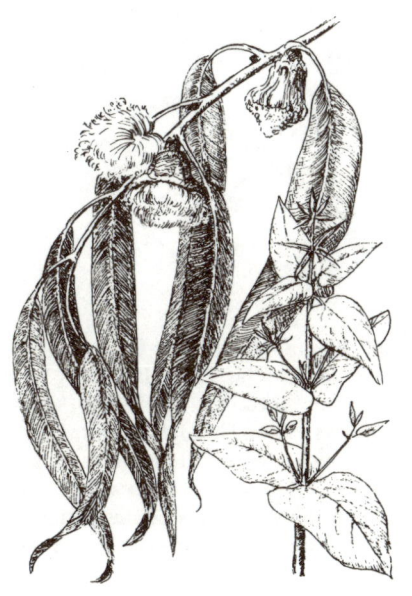

Hamamelis

Hamamelis virginiana (Hamamelidaceae)
Virginische Zaubernuß, Hexenhasel

Die Familie der Hamamelidaceen steht den Rosaceen (Rosengewächsen) sehr nahe. Die Hamamelis ist in den Laubwäldern Nordamerikas beheimatet und wird bei uns mehr und mehr in Parkanlagen und Gärten angepflanzt. Der Strauch kann 7 m hoch werden und blüht ab etwa Ende November bis weit in den Dezember hinein. Dann verliert er seine Blätter. Blätter und Rinde werden arzneilich genutzt. Die aus den darin enthaltenen Wirkstoffen (Gerbstoffe, ätherisches Öl, freie Gerbsäuren und zahlreiche Begleitsubstanzen) bereiteten Tinkturen und Salben verbessern die Wundheilung. Die Tinktur ist außerdem ein gutes Gurgelmittel bei Entzündungen im Mund- und Rachenraum.
Ergänzt oder verstärkt: Myrrhentinktur bei Entzündungen in Mund und Rachen.

Hibiskus (Rote Malve)

Hibiscus sabdariffa (Malvaceae)

In den tropischen Gebieten unserer Erde gibt es etwa 150 Hibiskusarten in Form von Bäumen oder Sträuchern. Sie werden aber auch als Ziersträucher angepflanzt. Die Stammpflanze der arzneilich genutzten Art wächst im Sudan und wird dort wie auch in Ägypten, auf Ceylon, Java und in Mexiko angepflanzt. Die dunkelroten, dickfleischigen Kelchblätter (die»Blüten«) sind die Handelsware, die auch Karkade oder Roselle genannt wird. Uns ist der Name Rote Malve oder Hibiskus geläufiger. Wegen seiner Fruchtsäuren wie Apfel-, Wein- und Zitronensäure ist ein Hibiskus-Tee bei vielen Gelegenheiten ein erfrischendes Getränk. Sportler und Hochofenarbeiter, die viel trinken müssen, schätzen diesen Tee ebenso wie fieberkranke Patienten.

Eine spezifisch heilende Wirkung des Hibiskus ist nicht bekannt, eine leicht abführende Wirkung jedoch ist vorhanden.

Ergänzt oder verstärkt: alle Tees, die man Fieberkranken gibt, sämtliche Haus- und Gesundheitstees ohne spezifische Wirkung, Melissen-, Hopfen- und Baldrian-Tee zur Entspannung.

Indischer Nierentee

Orthosiphon aristatus (Lamiaceae)

Dieser Tee, den die in Batavia ansässigen Europäer gegen Blasen- und Nierenleiden schon lange benutzten, wurde in Deutschland erst 1927 durch Grüber eingeführt. Die Blätter des in Südostasien heimischen Lippenblütlers, der auch im tropischen Amerika und in Australien vorkommt, sind Bestandteil vieler Blasen- und Nierentees. Aber auch alleine wird diese Droge verwendet. Die wirksamen Inhaltsstoffe sind ätherisches Öl, Saponine, Glykoside und Gerbstoffe. Der Tee vermehrt die tägliche Harnausscheidung beträchtlich und schwemmt Harnstoff und Chloride (Alkalisalze der Salzsäure) aus. Auch eine geringe spasmolytische (krampflösende) Wirkung ist nachweisbar.

Ergänzt oder verstärkt: Bärentraubenblätter bei Blasen- und Nierenentzündung.

Ingwer

Zingiber officinale (Zingiberaceae)

Die Heimat dieser Staude, die 1 bis 2 m und auch höher werden kann, und knollige, verzweigte Wurzelstöcke sowie lanzettenförmige Blätter besitzt, ist nicht eindeutig zu bestimmen. Bei den Indern und Chinesen wird Ingwer seit uralter Zeit angebaut, heute ist er

jedoch auch in zahlreichen tropischen Gebieten zu finden.

Das ätherische Öl und die Scharfstoffe der Wurzel machen den Ingwer zu einem sehr beliebten Gewürz und einem guten Magenmittel. Seine leicht kreislaufanregende Wirkung ist eine willkommene Beigabe.

Ergänzt oder verstärkt: alle Teemischungen, die zur Förderung der Verdauung eingesetzt werden.

Kondurango

Marsdenia condurango (Asclepiadaceae)

An den Westhängen der Kordilleren wächst die Schlingpflanze Marsdenia condurango.

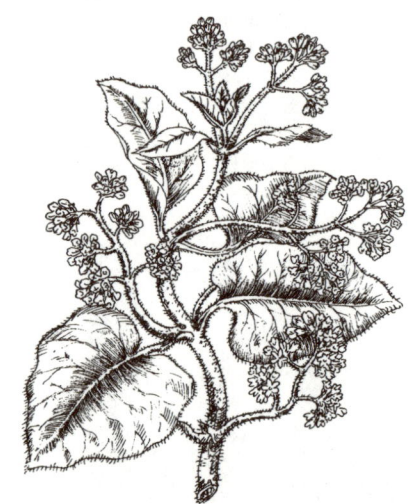

Arzneilich genutzt wird ihre Stamm- und Astrinde, die in 5 bis 15 cm langen, 1 bis 3 cm breiten, rinnenförmigen oder röhrig verbogenen Stücken in den Handel kommt. Die Droge schmeckt bitter; sie wird als Amarum (→ Seite 63) therapeutisch verwendet. Ihre wirksamen Inhaltsstoffe sind das Bitterstoffgemisch Condurangin und das ebenfalls bittere Harzglykosid. Die Droge gibt man heute gelegentlich Magenteemischungen bei, häufiger werden jedoch der aus der Rinde hergestellte Kondurangowein und ähnlich bittere Zubereitungen als Mittel zur Appetitanregung und Aktivierung der Verdauungsvorgänge verwendet.

Koriander

Coriandrum sativum (Apiaceae)

Die Heimat des Koriander dürfte der Mittelmeerraum sein. Er ist eine alte Kulturpflanze. Die arzneilich und auch als Gewürz verwendeten Früchte stammen ausschließlich aus Kulturen. Das einjährige Kraut, ein Doldengewächs, kann 60 cm hoch werden. Die drei- bis fünfstrahligen Dolden tragen weiße bis zartrosafarbene Blüten. Das in den Früchten enthaltene ätherische Öl wirkt spasmolytisch (krampflösend), karminativ (entblähend), und verdauungsfördernd. Koriander ist deshalb ein vorzügliches Mittel zur Anregung der Produktion von Verdauungssaft, besonders bei einem saftlosen Magen.
Ergänzt oder verstärkt: Pfefferminze, Tausendgüldenkraut und Kümmel in Magentees.

Kurkuma (Gelbwurzel)

Curcuma xanthorrhiza (Zingiberaceae)

Kurkuma ist ein Gewürz, auch Bestandteil von Curry, das häufig in der Diät für Leber- und Gallepatienten verwendet wird. In der Heilkunde spielt die Droge ebenfalls eine Rolle als Mittel bei Leber- und Galleleiden. Ihre Wirkstoffe, das ätherische Öl und die Curcumine, garantieren eine galletreibende Wirkung. Die anderen Begleitstoffe haben als Amarum (→ Seite 63) eine unterstützende Funktion. Botanisch gesehen ist die Gelbwurzel mit dem Ingwer verwandt. Obwohl ihre

Heimat Südasien und die Malaiischen Inseln sind, kommt die Droge meist aus Kulturen in Bengalen und der Nähe von Bombay in den Handel.

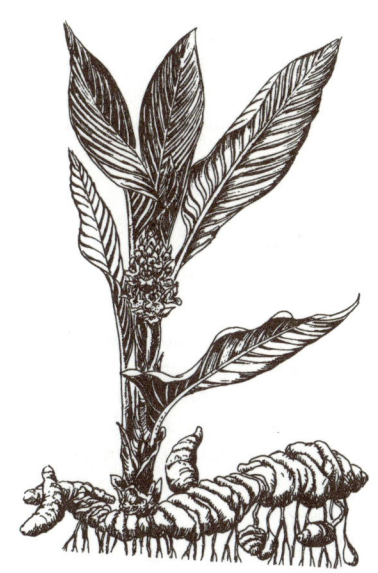

Temoe Lawak ist die Bezeichnung für eine der Gelbwurzel verwandte Art, die durch die Holländer nach Europa gelangte und – wie die Gelbwurzel – als Cholagogum (Gallemittel) verwendet wird.
Ergänzt oder verstärkt: alle Galle- und Lebertees.

Myrrhe

Commiphora-Arten *(Burseraceae)*

Die bei uns verwendete Myrrhe kommt meist aus Somalia und dem südlichen Arabien. Es handelt sich bei dieser Droge um ein Gummiharz, den eingetrockneten Milchsaft, der nach Verwundung der Baumrinde aus den Sekretbehältern austritt und eingesammelt wird.

Myrrhe setzt sich aus 50% Gummi, 40% Harz und 10% ätherischem Öl zusammen. Die desinfizierende Wirkung der Heilpflanze ist hauptsächlich dem ätherischen Öl zuzuschreiben. Bei Entzündungen im Mund und am Zahnfleisch ist die Myrrhentinktur besonders gut geeignet. Oft wirkt sie gerade dann, wenn andere Spül- und Gurgelmittel versagen. Zum Gurgeln gibt man einige Tropfen Myrrhentinktur in ein Glas mit lauwarmem Wasser.

Olive (Ölbaum)

Olea europaea (Oleaceae)

Die Heimat des Ölbaums ist der östliche Mittelmeerraum, er wird jedoch auf allen Kontinenten und in vielen Ländern angebaut. Ursprünglich wuchs der Ölbaum in Form eines Strauches, die Kulturformen jedoch sind baumartig und 6 bis 8 m hoch. Aus den Früchten preßt man das im medizinischen Bereich wie auch in der Küche gleichermaßen geschätzte Olivenöl.
Neuerdings werden die Blätter des Ölbaums immer häufiger für Gesundheitstees oder als Bestandteil anderer Herz- und Kreislauftees verwendet. Es hat sich gezeigt, daß die Blätter des Ölbaums den Blutdruck leicht senken.
Ergänzt oder verstärkt: Weißdornblüten- und Mistel-Tee gegen hohen Blutdruck, Melisse, Baldrian und Hopfen gegen Schlafstörungen.

Passiflora (Passionsblume)

Passiflora incarnata (Passifloraceae)

Die Passionsblume, in Südamerika und Ostindien beheimatet, ist eine Kletterpflanze mit bis zu 5 m langen, kahlen, dünnen, schwach gerillten Stengeln, an denen gestielte, tief dreilappige, am Grunde keilförmige Blätter wechselständig angeordnet sind. In den Achseln der jüngsten Blätter stehen die gestielten wunderschönen Blüten, die bei geöffnetem Kelch einen Durchmesser von etwa 8 cm haben. Die Blütenblätter sind weiß, fleischrosa oder blauviolett; innerhalb der Blumenkrone findet man einen dichten Fadenkranz purpurroter oder fast schwarzer Nebenkronblätter.

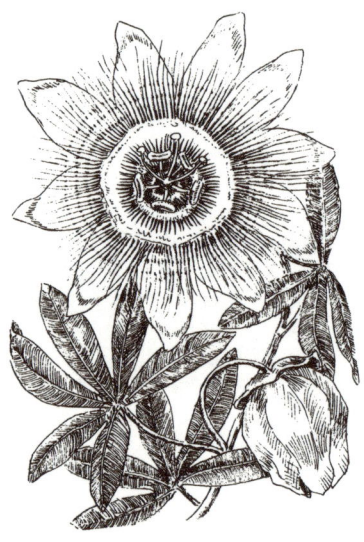

Zur Blütezeit werden Blätter, Blüten und Stengelteile gesammelt und schonend getrocknet. Die Droge enthält eine beruhigend wirkende Substanz und Stoffe, die den Blutdruck leicht senken. Sowohl ein Tee als auch die aus der Heilpflanze bereitete Tinktur werden gegen nervöse Unruhe und Schlafstörungen eingesetzt. Es gibt auch zahlreiche Fertigpräparate mit Extrakten aus der Passionsblume, die bei Nervosität und Schlafstörungen wirksam sind.
Ergänzt oder verstärkt: alle Nerven- und Beruhigungstees, sämtliche Schlaftees sowie Baldrian, Hopfen, Melisse und Weißdornblüten gegen hohen Blutdruck.

Perubalsam

Myroxylon balsamum (Fabaceae)

Die Stammpflanze, die den Perubalsam liefert, ist ein Baum, der in Zentralamerika beheimatet ist und 16 m hoch werden kann. Den Balsam gewinnt man auf merkwürdige Weise: Zunächst wird der Baumstamm knapp über dem Boden mit stumpfen Werkzeugen beklopft, dann wird die primäre Rinde abgelöst und die Wundstelle mit brennenden Fackeln angeschwelt. Nach einigen Tagen tritt der Balsam aus. Man fängt ihn mit Lappen auf. Der Baum wird ein zweites Mal in derselben Weise bearbeitet; lediglich die Rinde wird tiefer eingeschnitten. Werden die Lappen mitsamt den Rindeteilen ausgekocht, erhält man den Rohbalsam der noch verschiedenen Reinigungsprozesse unterzogen wird. Das Endprodukt ist ein wohlriechender, dunkler, sirupartiger Balsam, der bei Hautkrankheiten erfolgreich angewendet wird. In Form von Salben und Pinselungen, auch als Hautwasser und Lotion ist er ein leicht reizendes, desinfizierendes Hautmittel. Bei juckenden Frostbeulen, Hämorrhoiden und Brustrhagaden (Schrunden) hilft er besonders gut. Da der Balsam jedoch die Nieren reizt, sollte er bei großflächigen Schäden nicht verwendet werden. Sein angenehmer Geruch wird durch das Vanillin, einem Bestandteil des Perubalsams, hervorgerufen. Weitere Inhaltsstoffe sind Zinnamein, Benzoesäureverbindungen, Cumarin und alkalilösliche Harze.

Pomeranze

Citrus aurantium (Rutaceae)

Verwendet werden die Schalen – gemeint sind aber nicht die Schalen unserer süßen Orange (Apfelsine), sondern ausschließlich die Schalen der aus den Mittelmeerländern stammenden bitteren Orange. Ihre Ölzellen enthalten

ein sehr bitteres und aromatisches ätherisches Öl. Man muß die Droge zu den klassischen aromatischen Bittermitteln (→ Seite 63) rechnen. Um Magen und Darm zu erhöhter Saftabsonderung anzuregen, aber auch um den tonisierenden (stärkenden) Effekt der Droge zu nutzen, werden Tinkturen aus bitteren

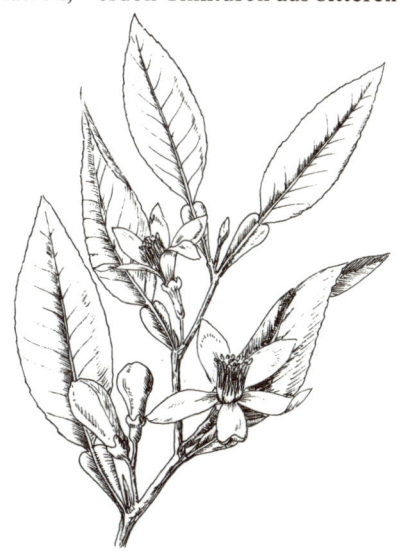

Orangenschalen den verschiedensten Arzneimitteln beigegeben. Angeregt durch den angenehmen Duft, nehmen auch Kinder diese bittere Arznei gerne. Pomeranzenblüten sind auch in Beruhigungstees enthalten.
<u>Ergänzt oder verstärkt:</u> Tausendgüldenkraut bei Appetitlosigkeit und Verdauungsschwäche.

Ratanhia

Krameria triandra (Krameriaceae)

Ratanhia ist ein Strauchgewächs mit niederen Ästen und einer Höhe von 1 m. Die Droge – eine echte Gerbstoffdroge – besteht aus den getrockneten Wurzeln der Stammpflanze, die in Chile, Bolivien und Peru in Höhen von oft über 2000 m vorkommt. Sie ist bei Durchfällen wirksam, wird aber auch für Mundspülungen, zum Gurgeln und für Pinselungen erfolgreich verwendet. Die Tinktur – in Apotheken erhältlich – ist leicht zu dosieren: 1 Teelöffel der Ratanhia-Tinktur auf 1 Glas Wasser ergibt ein wirksames Gurgelmittel. Ergänzt oder verstärkt: Blutwurz bei Durchfällen und als Gurgel- und Spülmittel.

Rizinus (Wunderbaum)

Ricinus communis (Euphorbiaceae)

Beheimatet ist der Rizinus wahrscheinlich im tropischen Afrika, vielleicht aber auch in Südasien. Heute pflanzt man ihn in fast allen wärmeren Ländern in Kulturen an, um aus den reifen Samen das Rizinusöl zu gewinnen. Während die Samen selbst ein tödliches Gift (Ricin) enthalten, ist das aus ihnen gewonnene fette Öl, das zu 87% aus Glyceriden der Rizinolsäure besteht, eines der wirksamsten Abführmittel ohne schädigende Nebenwirkungen. Etwa 20 bis 30 g Rizinusöl (1 Eßlöffel voll) reichen aus, um etwa 2 bis 4 Stunden später eine Stuhlentleerung herbeizuführen.

Senega

Polygala senega (Polygalaceae)

In den Wäldern Nordamerikas wächst Senega als kleine, ausdauernde Staude. Jeweils im Herbst erntet man dort die Wurzeln, die viel Saponin enthalten. Deshalb werden sie häufig als wirksames schleimlösendes Hustenmittel angewendet. Es gibt auch bei uns viele Hustenteemischungen, Hustenmittel in Tropfenform oder als Saft, die als wichtigen Bestandteil Senegawurzeln enthalten.
Ich bin der Meinung, daß wir unter den einheimischen Heilpflanzen durchaus Ebenbürti

ges haben; die Schlüsselblumenwurzel (→ Seite 45) enthält ebenfalls in ausreichender Menge die wirksamen Saponine. Ergänzt oder verstärkt: Wollblumen und Huflattich bei starker Verschleimung.

Senna

Cassia angustifolia Vahl und *Cassia senna L. (Caesalpinioideae)*

Senna ist ein Strauch von ½ bis 1 m Höhe, der in Südindien *(Cassia angustifolia)* oder im Sudan bis weit nach Westafrika hinein *(Cassia senna)* angebaut wird. Die Sennesblätter sind ein sehr zuverlässiges und häufig verschriebenes Abführmittel. Etwas milder wirken die Früchte dieser Heilpflanze, die man Sennesschoten oder auch Mutterblätter nennt.

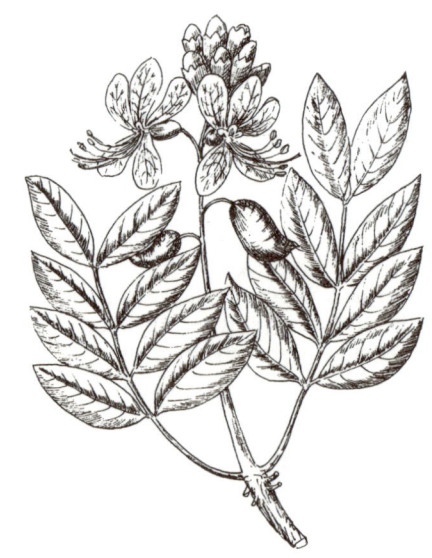

Die Wirkstoffe (Sennoside) sind glykosidisch gebunden oder freie Anthrachinone, denen auch die abführende Wirkung der Aloe (→

Seite 54), des medizinischen Rhabarbers und der heimischen Faulbaumrinde (→ Seite 23) zuzuschreiben ist.

<u>Anmerkung:</u> Nicht für einen ständigen Gebrauch geeignet.

Süßholz

Glycyrrhiza glabra (Fabaceae)

Diese Wurzeldroge liefert uns die beliebte Lakritze *(Succus Liquiritiae),* die sowohl bei Magengeschwüren als auch zur Behandlung von Bronchialkatarrhen erfolgreich angewendet wird. Die schon lange und immer noch beliebte Mixtura solvens (schleimlösende Mischung) enthält als »süßendes Adjuvans« den Süßholzsaft.

Süßholz wird zwar auch in Deutschland angebaut, doch wir benötigen zusätzlich die aus Italien, Spanien, Frankreich und Kleinasien importierte Droge. Die pharmakologische Wirkung der Süßholzwurzel und der daraus hergestellten Spezialitäten ist auf den Gehalt von 8 bis 15% Glycyrrhizin zurückzuführen. Diese Substanz ist auch für den Geschmack verantwortlich; der Süßwert übertrifft den des Zuckers um das Fünfzigfache.

Flavonoide (Liquiritin), Bitterstoffe, Gerbstoff und ätherisches Öl sind in der Droge enthalten und an ihrer Wirksamkeit beteiligt.

<u>Ergänzt oder verstärkt:</u> Magentees bei Magenschleimhautentzündung und Magengeschwüren sowie Hustentees.

Teufelskralle

Harpagophytum procumbens (Pedaliaceae)

Benutzt man für diese Pflanze die deutsche Bezeichnung, ist eine Verwechslung mit den beiden heimischen Arten der Teufelskralle *(Phyteuma)* leicht möglich. Die Weiße Teu-

felskralle *(Phyteuma spicatum),* findet man in Laubwäldern und auf angrenzenden Wiesen, die dunkel- bis schwarzviolett blühende Schwarze Teufelskralle *(Phyteuma nigrum)* auf Bergwiesen. Beide sind als Heilpflanzen bedeutungslos. Wenn man von der Teufelskralle spricht – besonders im Zusammenhang mit Teufelskrallen-Tee – , meint man immer die im südlichen Afrika heimische *Harpagophytum procumbens.*

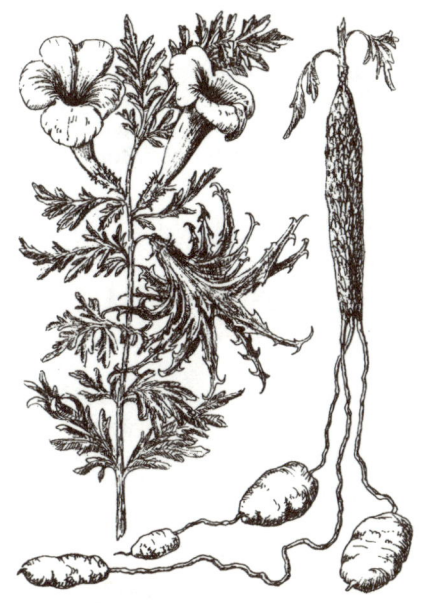

Die Pflanze besitzt eine große, knollige Speicherwurzel, aus der jedes Jahr zu Beginn der Regenzeit frische Triebe hervorbrechen, die etwa 1 m lang werden, flach auf dem Boden liegen und in den Blattachseln leuchtend rote Blüten tragen. Daraus entwickelt sich die Frucht, die bald verholzt und lange, verzweigte Arme bildet, die mit Widerhaken versehen sind. So erklärt sich wohl auch der Name Teufelskralle. Nicht diese Arme, sondern die Wurzelknollen werden arzneilich genutzt. Wissenschaftliche Untersuchungen ergaben, daß sie bei Rheuma und Erkrankungen der

Gelenke wirksam sind, besonders bei Arthrose, einem chronischen, nicht entzündlichen Gelenkleiden. Da wir sonst gegen dieses so häufig auftretende Leiden kein zufriedenstellendes Medikament haben, verdient die Teufelskralle Beachtung. Ihre Wirkung beruht in erster Linie auf der antiphlogistischen (entzündungshemmenden) Eigenschaft ihrer Inhaltsstoffe, von denen das Glykosid Harpagosid der Hauptwirkstoff ist.

Den Teufelskrallen-Tee haben wir den Eingeborenen in Südwestafrika und im Kapland zu verdanken, die ihn schon lange verwenden.

So wird der Teufelskrallen-Tee bereitet:
2 gehäufte Teelöffel Wurzel mit $\frac{1}{4}$ Liter kaltem Wasser übergießen, zum Sieden erhitzen und nach 2 Minuten abseihen. 3mal täglich 1 Tasse Tee trinken.

Zimtrinde, die arzneilich und auch als Gewürz verwendet wird, stammt jedoch von Kulturen aus Ceylon. Zimt ist eines der ältesten Gewürze und wird schon in der Bibel – im Zweiten Buch Moses – erwähnt.

Die Wirkung ist dem ätherischen Öl zuzuschreiben, das in guter Ware zu mindestens 1% enthalten ist. Dieses Zimtöl regt die Magensaftsekretion an und fördert damit auch die Verdauung. Die Tinktur aus der Zimtrinde (Zimttropfen) wird in der Volksmedizin bei starken Monatsblutungen angewendet. Vor leichtfertiger Anwendung möchte ich warnen; in einem solchen Fall muß der Arzt konsultiert werden!

Ergänzt oder verstärkt: verdauungsfördernde Tees wie Tausendgüldenkraut- oder Enzianwurzel-Tee.

Zimt (Ceylonzimt)

Cinnamomum zeylanicum (Lauraceae)

Der immergrüne Zimtbaum, der 10 m hoch werden kann, ist in den Bergwäldern von Ceylon und Südwestindien beheimatet. Die

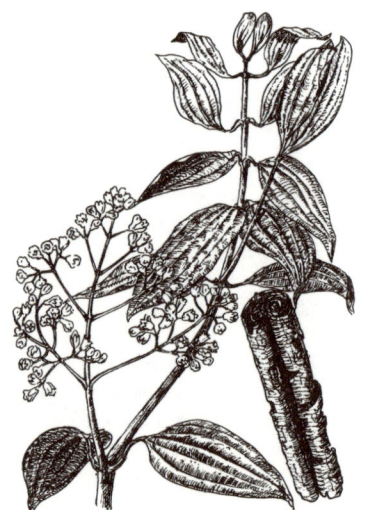

Pflanzeninhaltsstoffe und ihre Wirkung

Bei den Wirkstoffen einer Heilpflanze handelt es sich um Stoffe, die eine Pflanze in ihrem Stoffwechsel gebildet und gespeichert hat. Doch nicht alle Stoffwechselprodukte sind von direktem arzneilichem Wert. In jeder Heilpflanze sind sowohl Wirkstoffe als auch indifferente Stoffe vorhanden. Die indifferenten Stoffe, auch Ballaststoffe genannt, steuern die Wirksamkeit des pflanzlichen Heilmittels, indem sie zum Beispiel die Wirkstoffaufnahme im menschlichen Organismus beschleunigen oder verlangsamen.

Fast immer sind in einer Heilpflanze mehrere pharmakologisch wirksame Inhaltsstoffe vorhanden, von denen einer – der Hauptwirkstoff – den Schwerpunkt ihres arzneilichen Einsatzes bestimmt. In welchem Maß jedoch Nebenwirkstoffe die Wirksamkeit einer Heilpflanze beeinflussen, wird deutlich, wenn man den Hauptwirkstoff isoliert; oft wirkt er dann vollkommen anders. Erst das Zusammenspiel aller Inhalts- und Ballaststoffe verleiht der Pflanze ihre spezifische Heilwirkung.

Zum besseren Verständnis der Wirkung unserer Heilpflanzen ist es von Vorteil, die wichtigsten Gruppen von Inhaltsstoffen kennenzulernen. Dabei kommt es mir weniger auf die chemische Zusammensetzung als vielmehr auf die Wirksamkeit bei bestimmten Erkrankungen an.

Alkaloiddrogen

Hier handelt es sich meist um sehr stark wirkende Stoffe, gewissermaßen um »Heilgifte«. Alle Heilpflanzen, die als Hauptwirkstoff Alkaloide enthalten, eignen sich deshalb im allgemeinen nicht für eine Tee-Therapie. Die pharmazeutische Industrie jedoch verarbeitet sie in großer Menge. Selbst »ungiftige Pflanzen« können in geringer Menge Alkaloide enthalten; als Nebenwirkstoffe unterstützen sie die Heilwirkung dieser Pflanzen, ohne dabei besonders hervorzutreten.

Bitterstoffdrogen

Es gibt viele Pflanzen, deren Inhaltsstoffe bitter schmecken. Doch wenn hier von Bitterstoffdrogen die Rede ist – in der Phytotherapie *Amara* genannt – sind nur jene Heilpflanzen gemeint, deren Wirkprinzip allein auf das Vorhandensein sogenannter »Bittermittel« zurückzuführen ist.

Bitterstoffe regen die Sekretion von Magensaft an und wirken darüber hinaus allgemein tonisierend. Deshalb kann man Bitterstoffdrogen bei Appetitlosigkeit und zur Verbesserung der Verdauung erfolgreich anwenden. Ebenso wirksam sind sie bei der Behandlung von Schwächezuständen, gleichgültig, wodurch sie ausgelöst sind. Bitterstoffdrogen, die außerdem ätherisches Öl enthalten, unterscheiden sich zwar nicht wesentlich von den reinen *Amara,* ihr Anwendungsgebiet jedoch ist durch die zusätzliche Wirkung der ätherischen Öle (→ unten) größer.

Drogen mit ätherischem Öl als Hauptwirkstoff

Obwohl im Begriff »ätherisches Öl« das Wort »Äther« enthalten ist, hat dieser Wirkstoff nichts mit dem Äther zu tun, der früher oft bei Narkosen verwendet wurde. Ätherische Öle sind pflanzliche Inhaltsstoffe, die stark – und bis auf wenige Ausnahmen – auch angenehm riechen. Aufgrund ihrer Beschaffenheit sind sie leicht flüchtig, in Wasser jedoch nur wenig löslich. Sie setzen sich aus vielen verschiedenen Substanzen zusammen. Ätherische Öle kommen im Pflanzenreich häufig vor. In der Pflanzenheilkunde werden aber nur jene Heilpflanzen als ätherische Öldrogen bezeichnet, die mindestens 0,1 bis 10% dieser »Duftöle« aufweisen. Zu den ätherischen Öldrogen gehören speziell Heilpflanzen, die den botanischen Familien der Lippenblütler und der Doldengewächse angehören.

Alle Heilpflanzen, die ätherische Öle enthal-

63

ten, wirken entzündungshemmend bei mehr oder weniger stark ausgeprägter Hautreizung, expektorierend (das Abhusten erleichternd), harntreibend, krampflösend sowie tonisierend (stärkend) auf Magen, Darm, Galle und Leber. Ätherische Öldrogen bekämpfen Gärungserreger, Bakterien und möglicherweise sogar Viren.

Flavonoiddrogen

»Flavonoide« (Flavone) ist ein Sammelbegriff für verschiedene Stoffe gleicher chemischer Grundstruktur. Die Wirkung flavonoidhaltiger Drogen ist nur schwer zu bestimmen, denn sie hängt ab von Art und Menge der in der Droge enthaltenen Flavonoide, die so unterschiedliche chemische und physikalische Eigenschaften haben, daß keine einheitliche Wirkung gegeben ist. Einige ihrer Wirkungen jedoch sind bezeichnend: bei abnormer Brüchigkeit der Kapillaren (feiner und feinster Blutgefäße), bei bestimmten Herz- und Kreislaufstörungen, als harntreibendes und krampflösendes Mittel. An der Gesamtwirkung einer Heilpflanze sind Flavonoide zweifellos immer beteiligt.

Gerbstoffdrogen

Gerbstoffe in pharmazeutischem Sinn sind Pflanzeninhaltsstoffe, die Eiweißstoffe in Haut und Schleimhaut binden und sie in widerstandsfähige, unlösliche Substanzen umsetzen können. Darauf beruht auch ihre heilende Wirkung: sie entziehen den auf der kranken Haut und der geschädigten Schleimhaut angesiedelten Bakterien den Nährboden. Es gibt Heilpflanzen, die als Hauptwirkstoff Gerbstoffe enthalten (Blutwurz, Eichenrinde, Heidelbeere), andere, in denen Gerbstoff als erwünschter Nebenwirkstoff vorhanden ist. Als Gurgelmittel bei Angina, als Mittel für Mundspülungen bei entzündetem Zahn-

fleisch, als Umschlag zur Wundbehandlung, vor allen Dingen aber als Mittel gegen Durchfall leisten Gerbstoffdrogen gute Dienste. Teilbäder mit Gerbstoffdrogen bei Hämorrhoiden, Frostbeulen und Entzündungen sind ebenfalls die Heilung fördernde Maßnahmen.

Kieselsäuredrogen

Pflanzen aus der Familie der Schachtelhalme (Equisetaceen), der Rauhblattgewächse (Boraginaceen) und der Gräser (Gramineen) nehmen in großer Menge Kieselsäure aus dem Boden auf und lagern sie in Zellmembranen oder der Zellsubstanz (Protoplasma) ab. In manchen Fällen sind die Salze der Kieselsäure (man nennt sie Silikate) wasserlöslich. Da die Kieselsäure ein unentbehrlicher Bestandteil des menschlichen Organismus, besonders des Bindegewebes, der Haut, der Haare und Nägel ist, kann man mit kieselsäurehaltigen Drogen dort Besserung schaffen, wo durch eine Verminderung des Kieselsäureangebots (zum Beispiel durch die Nahrung) Schaden entstanden ist. Eine pharmazeutisch häufig verwendete Droge ist der Ackerschachtelhalm.

Saponindrogen

Saponine sind pflanzliche Glykoside, die zusammen mit Wasser einen haltbaren Schaum ergeben, Öl in Wasser emulgieren und eine hämolytische Wirkung besitzen, also den roten Blutfarbstoff aus den roten Blutkörperchen austreten lassen. Einige Saponindrogen lösen festsitzenden Schleim bei Bronchitis, andere wiederum besitzen eine wassertreibende Wirkung, sind wirksam bei Hautunreinheiten oder werden bei Rheuma eingesetzt. Grundsätzlich jedoch beeinflussen Saponine die Resorption (Aufnahme) anderer Wirkstoffe, wodurch oft schon kleine Mengen eine große Wirkung zeigen.

Pflanzeninhaltsstoffe und ihre Wirkung

Schleimdrogen

Unter Schleim in botanisch-pharmakologischem Sinn versteht man kohlenhydrathaltige Stoffe, die zusammen mit Wasser stark aufquellen und so eine visköse (fadenziehende) Flüssigkeit ergeben. Schleimdrogen sind im Pflanzenreich weit verbreitet, es gibt jedoch nur wenige Pflanzen, die Schleim in einer so großen Menge enthalten, daß man sie therapeutisch nutzen kann (zum Beispiel Eibisch, Lein, Isländisch Moos). Die pharmakologische Wirkung des Pflanzenschleims läßt sich mit dem Wort Reizmilderung am besten beschreiben.

Der Schleim legt sich als feine Schicht auf die Schleimhäute und schützt sie damit vor Reizstoffen oder wirkt reizmildernd auf sie. Entzündungen, vor allem der Schleimhäute, klingen unter dem Schutz der Schleimdrogen rasch ab. Da Schleim vom Körper nicht resorbiert wird, wirkt er nur lokal. Eine hustenstillende Wirkung beitzt er nur, wenn der Husten durch Reizzustände der Schleimhaut im Rachen und am Kehldeckel ausgelöst wird.

Vitamine, Mineralien und Spurenelemente

Bei einer Beschreibung der wichtigsten Pflanzeninhaltsstoffe dürfen die »essentiellen Nährstoffe« nicht fehlen. Im Organismus sind sie nötig, um Gerüstsubstanzen (Bindegewebe, Knochen, Zähne) und Zellstrukturen aufzubauen, Bausteine für körpereigene Enzyme und Hormone zu liefern, Enzyme oder Stoffwechselprozesse zu aktivieren, Organfunktionen und den Wasserhaushalt zu beeinflussen oder gar zu bestimmen. Ohne diese Stoffe ist Leben schlechterdings nicht möglich. Lebenswichtig ist, daß Vitamine, Mineralien und Spurenelemente ausreichend und in ausgewogenem Maß mit der Nahrung zugeführt werden. Wir sollten also regelmäßig pflanzliche Nahrung wie Gemüse, Salat und Obst zu uns nehmen. Bedeutsam sind die essentiellen Nährstoffe auch bei der Behandlung von Krankheiten, bei denen ein Mangel an diesen Stoffen eine Rolle spielt. Sie können in Form von Pflanzen zugeführt werden, die reich sind an Vitaminen, Mineralien und Spurenelementen. Diese Stoffe gehen teilweise bei der Teebereitung in Lösung und sind dadurch an der Heilwirkung entscheidend beteiligt.

Beschwerden- und Sachregister

Beschwerden- und Sachregister

Beschwerden- und Sachregister

Beschwerden- und Sachregister

69

Beschwerden- und Sachregister

Bücher, die weiterhelfen

Bräckle, I. und Christian Teubner – *Feinschmeckers Gewürz- und Kräuterbuch;* Gräfe und Unzer Verlag, München.

Dorstewitz, Dr. med. Hartmut – *Erkältungskrankheiten natürlich behandeln;* So helfen die altbewährten Naturheilverfahren; mit den wirkungsvollsten Anwendungen für die Behandlung zu Hause; Gräfe und Unzer Verlag, München.

Fritzsche, Helga – *Küchenkräuter selbst gezogen;* Gräfe und Unzer Verlag, München.

Gross, Dr. med. E. – *Heilatmung für jeden.* Der ärztliche Führer zum selbständigen Erlernen der bewußten Intensivatmung; Gräfe und Unzer Verlag, München.

Langen, Prof. Dr. med. D. – *Sprechstunde: Schlafstörungen,* Rat und Hilfe bei Einschlafstörungen, Durchschlafstörungen und vorzeitigem Erwachen; Gräfe und Unzer Verlag, München.

Langen, Prof. Dr. med. D. – *Autogenes Training für jeden.* Der ärztliche Führer zum selbständigen Erlernen der konzentrativen Selbstentspannung; Gräfe und Unzer Verlag, München.

Lützner, Dr. med. H. – *Wie neugeboren durch Fasten.* Der ärztliche Führer zum selbständigen Fasten; Gräfe und Unzer Verlag, München.

Lützner, Dr. med. H./Million, H. – *Richtig essen nach dem Fasten;* Der ärztliche Führer für die Nachfastenzeit; Gräfe und Unzer Verlag, München.

Marzell, Heinrich – *Die heimische Pflanzenwelt im Volksbrauch und Volksglauben;* Leipzig 1922.

Miehle, Dr. med. W. – *Sprechstunde: Gelenkrheuma,* Rat und Hilfe bei Arthritis, chronischer Polyarthritis, Arthrose, Gicht und anderen rheumatischen Gelenk-Erkrankungen; Gräfe und Unzer Verlag, München.

Oelze, Dr. med. Fritz – *Herz-Kreislauf-Erkrankungen natürlich behandeln;* So helfen die altbewährten Naturheilverfahren und Naturheilmittel; mit den wirkungsvollsten Anwendungen für die Behandlung zu Hause; Gräfe und Unzer Verlag, München.

Pahlow, Mannfried – *Das große Buch der Heilpflanze;* Gräfe und Unzer Verlag, München.

Pahlows Heilpflanzen-Kompaß, Heilpflanzen sicher bestimmen und gezielt anwenden; Gräfe und Unzer Verlag, München.

Pahlow, Mannfried – *Meine Hausmittel.* Bewährte Naturheilmittel und ihre Anwendung bei Alltagsbeschwerden und Erkrankungen; Gräfe und Unzer Verlag, München.

Pahlow, Mannfried – *Meine Heilpflanzen-Tees;* Wirksame Teemischungen für die häufigsten Alltagsbeschwerden und Erkrankungen; Gräfe und Unzer Verlag, München.

Pahlow, Mannfried – *Richtig würzen, gesünder leben;* Bern 1976.

Petzoldt, Dr. med. R. und Prof. Dr. med. K. Schöffling – *Sprechstunde: Diabetes,* Rat und Hilfe bei Erwachsenen- und Jugendlichen-Diabetes; Gräfe und Unzer Verlag, München.

Schindler, H. – *Die Heilkräfte der Natur;* Wien 1974.

Schrage, Prof. Dr. med. R. – *Sprechstunde: Wechseljahre,* Rat und Hilfe bei allen klimakterischen Veränderungen und Beschwerden; Gräfe und Unzer Verlag, München.

Stellmann, Dr. med. H. M. – *Kinderkrankheiten natürlich behandeln;* mit den bewährten Naturheilmitteln; Gräfe und Unzer Verlag, München.

Vonarburg, Bruno – *Das Kräuterjahr;* Bewährte Heilpflanzen und beliebte Würzkräuter im Jahreslauf; Gräfe und Unzer Verlag, München.

Weiß, Rudolf F. – *Lehrbuch der Phytotherapie;* Hippokrates Verlag, Stuttgart.

Wolff, Prof. Dr. med. H.-P. – *Sprechstunde: Bluthochdruck;* Blutdruck senken – Hirnschlag, Herzinfarkt verhindern; Gräfe und Unzer Verlag, München.

Naturgemäß heilen

Prof. Dr. med. Langen
Autogenes Training für jeden
3×täglich zwei Minuten abschalten, entspannen, erholen. Die vereinfachte Form des Autogenen Trainings, leicht zu erlernen – sicher durchzuführen – zu jeder Zeit und an jedem beliebigen Ort. 64 Seiten. Paperback.

Dr. med. Hellmut Lützner
Wie neugeboren durch Fasten
Der ärztliche Führer für eine Fastenwoche zu Hause. Mit Fasten-Fahrplan und Rezepten für die Aufbautage. Gewinn einer Fastenwoche: Bis zu 5 kg Gewichtsabnahme, Engiftung und Entschlackung des Körpers, ein neues Gefühl von Gesundheit, Leistungsfähigkeit und Wohlbefinden. 80 Seiten. Paperback.

Apotheker M. Pahlow
Meine Hausmittel
Bewährte Naturheilmittel und ihre Anwendung bei Alltagsbeschwerden und Erkrankungen. Mit praktischen Anleitungen für Auflagen, Umschläge, Wickel, Einreibungen, Bäder und andere Wasseranwendungen sowie Rezepturen für Salben, Emulsionen, Tinkturen, Tees, Medizinalweine und Öle zum Selbermachen. Die praktische Lebenshilfe für die gesamte Familie. 64 Seiten, Zeichnungen. Paperback.

Apotheker M. Pahlow
Meine Heilpflanzen-Tees
Wirksame Teemischungen für die häufigsten Alltagsbeschwerden und Erkrankungen: bei Erkältungen, Magenverstimmungen, Galle- und Leberbeschwerden, Nervosität, Schlafstörungen… Das bewährte Kräuter-Teebuch für die ganze Familie. Mit Spezialtees für Kinder sowie Blutreinigungstees für eine Frühjahrs- und Herbstkur. 80 Seiten, Paperback.

Dr. med. H. M. Stellmann
Kinderkrankheiten natürlich behandeln
Ein Facharzt für Kinderkrankheiten mit langjähriger Erfahrung in Naturheilkunde und Homöopathie erklärt Eltern, wie man Störungen und Erkrankungen bei Säuglingen, Klein- und Schulkindern erkennt und naturgemäß heilt. Mit den bewährten Naturheilmitteln, die sicher helfen und ohne schädliche Nebenwirkungen sind. 96 Seiten. Paperback.

Dr. med. Erwin Gross
Heilatmung für jeden
Richtig atmen – besser leben. Der ärztliche Führer zum selbständigen Erlernen der bewußten Intensivatmung. Leicht zu erlernen und sicher durchzuführen. Gewinn: Entspannung, gesteigertes Wohlbefinden, Verbesserung von Kondition und geistiger Spannkraft. Mit Sonderkapitel: Atemtherapie bei Erkrankungen und Beschwerden. 80 Seiten. Paperback.

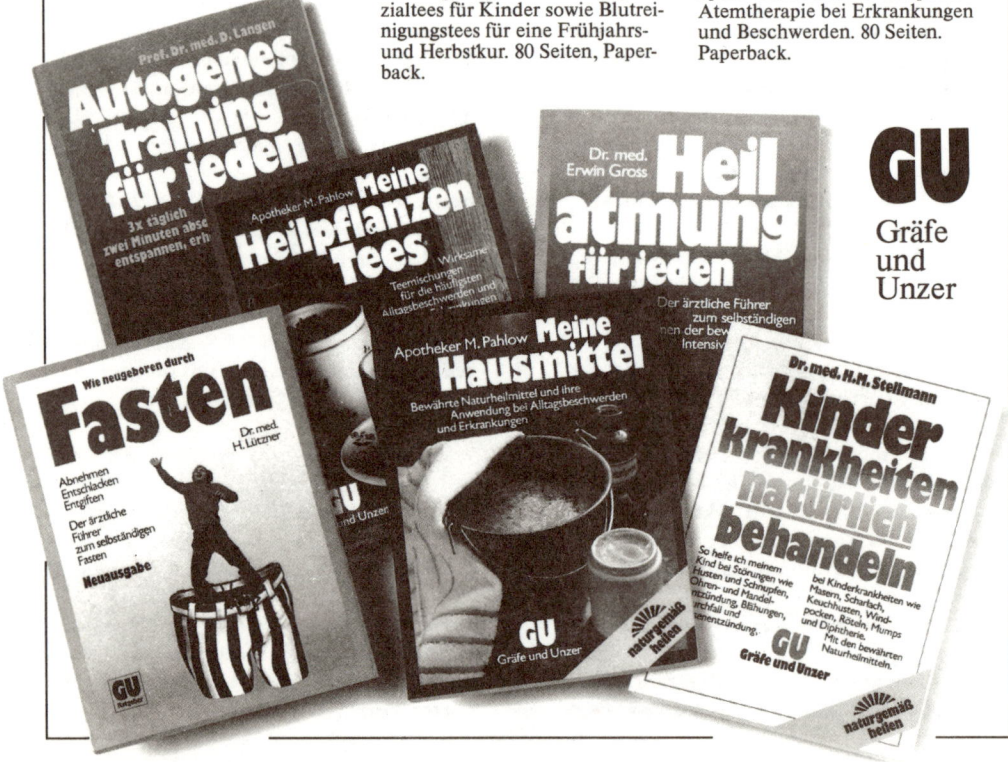

GU
Gräfe
und
Unzer